AF468746

AFFAIBLISSEMENT DE LA VUE
ET CÉCITÉ

DANS

L'AMAUROSE OU GOUTTE-SEREINE

ET

DANS LA CATARACTE

MOYENS D'Y REMÉDIER

PAR

CH. DEVAL

Docteur en médecine de la Faculté de Paris,
Membre des Académies de médecine de Madrid, de Naples, de Marseille, de Poitiers,
Directeur d'un dispensaire pour le traitement des maladies des yeux.

Deuxième édition.

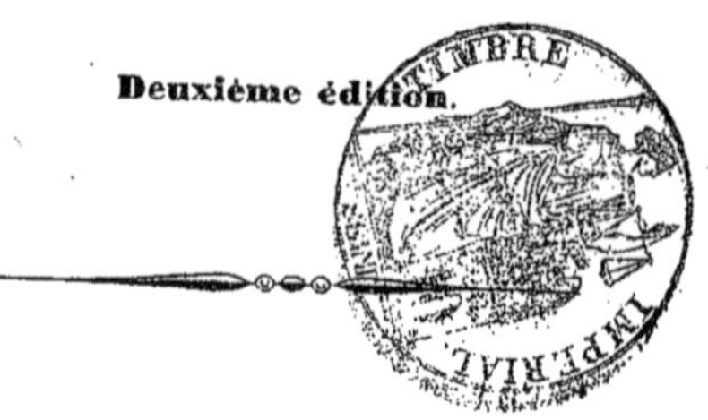

PARIS
L. PARMANTIER, LIBRAIRE-ÉDITEUR
PASSAGE DELORME, 30
1857

Paris. — Imprimerie de L. Martinet, 2, rue Mignon.

AFFAIBLISSEMENT DE LA VUE

ET CÉCITÉ

DANS L'AMAUROSE

OU GOUTTE-SEREINE

ET DANS LA CATARACTE

MOYENS D'Y REMÉDIER.

Une foule d'influences délétères menacent l'intégrité de l'appareil de la vision, depuis l'enfance jusqu'aux limites extrêmes de la vie.

Une terrible maladie, l'ophthalmie purulente des nouveau-nés, vient attaquer les jeunes sujets au berceau. Il importe de la combattre dès ses débuts. La perforation, des opacités étendues du miroir de l'œil, la cécité, peuvent en être les suites, si l'intervention judicieuse de l'homme de l'art ne parvient pas à en arrêter le cours.

Les enfants, les jeunes sujets lymphatiques surtout, sont prédisposés à la kératite, si fréquemment suivie de taies indélébiles. Un grand écoulement de larmes, une crainte vive de la lumière l'accompagnent : telle est souvent la force de l'habitude, chez plusieurs enfants, qu'ils courbent continuellement la tête contre leur poitrine et portent leurs mains aux yeux pour les soustraire davantage encore à l'influence des rayons lumineux. Ces photophobies opiniâtres peuvent avoir des effets funestes quant à l'intégrité des perceptions visuelles : les observations de Mackensie le portent à admettre que les individus qui ont été affligés de longues ophthalmies dans leur enfance sont très enclins à devenir amaurotiques, quand ils commencent à appliquer leurs yeux, à une période plus avancée de la vie.

L'ophthalmie granuleuse, avec toutes les conséquences fâcheuses qu'elle est susceptible d'entraîner, est d'autant plus funeste qu'elle se propage par voie de contagion.

Exposer ici le tableau de toutes les maladies qui peuvent assiéger l'organe visuel serait dépasser les bornes que nous avons assignées à ce travail. Nous nous proposons seulement de faire connaître très sommairement les résultats de notre expérience et d'une pratique de plus de vingt années sur deux affections les plus communes du domaine de l'oculistique, l'*amaurose* et la *cataracte*. L'amaurose surtout a été depuis longtemps l'objet de nos recherches, et nous avons publié sur ce sujet un travail étendu (1) qui embrasse tous les élé-

(1) Ch. Deval, *Traité de l'amaurose ou goutte-sereine*, contenant des faits nombreux de guérison de cette maladie dans des cas de cécité complète. Paris, 1851, chez Victor Masson.
Cet ouvrage, très favorablement accueilli par les journaux de médecine (*Gazette* et *Union médicales*, *Bulletin de thérapeutique*, *Annales d'oculistique*, etc.), vient d'être traduit en allemand par le docteur Herzfelder (de Wurzbourg). *Quedlimburg* et Leipzig, librairie de Basse.

ments de cette partie si épineuse de l'ophthalmologie. Recueillis à nos consultations publiques sur les maladies des yeux, les faits que nous y avons rapportés, comme ceux qu'on trouvera dans ce mémoire, ont eu pour témoins les nombreux médecins et les élèves en médecine qui, depuis plus de douze années, se sont succédé aux conférences cliniques de notre dispensaire ; ils offrent ainsi un caractère d'authenticité irrécusable.

Indépendant de notre domicile (1), et situé près l'École de médecine, dans une rue paisible (rue des Marais Saint-Germain, 18), ce dispensaire est consacré aux ouvriers et aux indigents affligés de lésions ophthalmiques. Plus de vingt mille malades y ont été gratuitement traités ; des lits y sont destinés à ceux qui ont à subir des opérations oculaires de quelque gravité.

ARTICLE PREMIER.

AMAUROSE.

Le fond de l'œil est tapissé par une toile nerveuse, la *rétine*, sur laquelle vont se peindre les images des objets extérieurs, d'où l'acte de la vision. L'amaurose consiste dans un affaiblissement ou dans la suppression des fonctions dévolues à la membrane rétinienne, qu'elle soit elle-même primitivement affectée, ou que les désordres aient pour point de départ des organes en corrélation avec elle. Fort souvent aucune altération oculaire appréciable à nos sens ne l'accompagne.

A un faible degré, l'amaurose est désignée sous le nom d'*amblyopie*. A une période plus avancée, c'est l'amaurose confirmée, incomplète quand le sujet voit encore, complète quand il ne voit plus.

Les deux yeux ne sont pas toujours envahis en même temps. L'un est fréquemment affecté plus ou moins longtemps avant l'autre. Parfois un œil reste sain toute la vie, pendant que son congénère est amblyopique ou affligé d'une cécité radicale. On peut admettre qu'il n'existe pas de danger pour le globe qu'a respecté la maladie, quand l'autre est devenu amaurotique par une cause toute locale, comme une lésion traumatique qui n'a sévi que sur cet organe. La perturbation visuelle est-elle due à une congestion cérébro-oculaire franche ou sourde, à quelque vice constitutionnel? on ne saurait disconvenir qu'il n'y ait là une prédisposition qui demande à être surveillée avec soin.

J'ai vu la cécité amaurotique s'établir subitement pendant des éternuments violents, par une commotion quelconque du cerveau ou de l'œil ; des symptômes de congestion vers la tête ont parfois précédé ou accompagné l'accident ; il s'est manifesté dans d'autres cas sans cause appréciable, le malade perdant en un clin d'œil la faculté visuelle. J'ai relaté un fait dans lequel la cécité surgit soudainement à un œil par les vomissements du mal de mer. Il est rare que la vision s'éteigne ainsi aux deux yeux à la fois. Le cerveau paraît être assez constamment le point de départ de tels désordres. Il faut admettre encore une amaurose par congestion subite ou par apoplexie de la rétine, cas dans lequel les vaisseaux de cette dernière s'étant instantanément distendus ou

(1) Rue du Marché-Saint-Honoré, 4.

déchirés, sa trame nerveuse est comprimée et sa faculté sensoriale émoussée ou éteinte.

Mais l'amaurose se constitue le plus habituellement peu à peu, et parfois d'une manière insensible, depuis le moment où la vision ne subit qu'un trouble léger jusqu'à celui où elle peut être radicalement anéantie.

Au début, le sujet accuse que sa vue baisse et s'affaiblit. S'il se met à lire, il distingue bien les premières lignes ; au bout d'un certain temps, d'autant plus court en général que le mal s'éloigne de son origine, les lettres s'embrouillent, les lignes dansent, tremblotent, se superposent les unes aux autres, un voile semble se placer entre les yeux et les caractères d'impression, et le malade ne peut plus continuer sa lecture. Prend-il quelques moments de repos, vient-il même à exercer quelques frictions sur les paupières fermées, la lecture, la couture deviennent possibles ; un trouble nouveau succède rapidement à cette tentative.

Tantôt le malade aperçoit des taches, des stries, etc., qu'il décrit avec exactitude au médecin qui l'interroge (myodésopsie) ; tantôt il est tourmenté par l'apparition de corps lumineux (photopsie).

Des sujets sont fatigués par la lumière solaire ou artificielle, par l'éclat des métaux et des corps brillants (photophobie). Il en est qui recherchent le grand jour, à l'influence duquel leur vue s'améliore.

Les objets peuvent être aperçus à travers les interstices d'un filet ou d'un treillage ; dans une position plus élevée ou dans une situation plus déclive que celle où ils se trouvent ; quelques-uns les voient renversés.

Parfois la forme des corps paraît altérée ; d'autres fois ils sont vus doubles ou multiples.

Un objet peut être distingué dans des proportions plus fortes que celles qui lui sont propres ou dans des dimensions plus petites.

Il arrive souvent qu'une portion d'un corps est aperçue seule plus ou moins lucidement, tandis que les autres parties sont couvertes d'un voile obscur.

Les objets sont quelquefois barrés par un obstacle transversal ou affectant une autre direction ; ils peuvent sembler obscurcis par un brouillard.

Des sujets deviennent presbytes ; d'autres, plus nombreux, deviennent myopes.

Certains amaurotiques voient les objets autrement colorés qu'ils ne le sont en réalité : quelques-uns, par exemple, les aperçoivent comme teints en rouge, en bleu, en vert, etc. C'est ce qu'on appelle *chrupsie* (berlue colorante de Sauvages). Un autre phénomène, l'*achromatopsie*, presque toujours congénitale et fréquemment héréditaire, consiste dans l'impossibilité du discernement des couleurs. Complète pour les uns, l'insensibilité ne se borne pour les autres qu'à quelques couleurs qu'ils sont inhabiles à reconnaître. Il en est qui, propres à percevoir les couleurs, en confondent les nuances. On rapporte que Collardeau peignit un jour un fond écarlate croyant peindre un fond brun ; qu'un berger de Neuchâtel fit emplette d'un parapluie rouge, dans la persuasion qu'il était d'un beau vert ; qu'un officier anglais acheta un habit vert au lieu d'un habit rouge. On lit dans les *Transactions philosophiques* qu'une famille entière ne distinguait pas le rouge du vert, la couleur du fruit mûr de celle de la feuille qui l'avoisinait.

Rien n'est commun dans la pratique comme d'être consulté pour la perception de corps imaginaires, ou du moins que le malade seul distingue et qui viennent troubler sa vue en s'interposant entre lui et les objets extérieurs. Ce sont les *imaginations* de Maître-Jan, la berlue de Sauvages et de beaucoup d'auteurs. La couleur souvent noire, de ces corps et leur mobilité qui semble les faire cheminer dans l'espace leur ont fait donner le nom de *mouches*. Ils sont variables, d'ailleurs, tant à l'égard de leur coloration que sous le rapport de leurs formes, quelquefois fort bizarres ; ce sont des plaques, des anneaux, des filaments, des lignes droites, ondulées ou anguleuses, des vésicules séparées ou unies entre elles. On les rencontre aux deux yeux ou à un seul œil. Aucun âge n'en est à l'abri, bien que les enfants y semblent peu sujets. On les voit rarement à un demi-jour, d'où il résulte que les conserves colorées, qui atténuent l'éclat des rayons lumineux, les rendent souvent invisibles.

Les mouches qui font partie du cortége symptomatique de l'amaurose ne changent pas en général de position relativement les unes aux autres, et sont fixes par rapport à l'axe de la vision, c'est-à-dire qu'elles se portent en bas si le sujet regarde dans ce sens, et se dirigent en haut ou sur les côtés si le malade tourne ses regards vers le ciel ou à droite ou à gauche. Les mouches volantes, au contraire, qui ne suivent pas avec cette régularité invariable les mouvements du globe, qui cheminent en sens indéterminés, qui apparaissent tantôt nombreuses et tantôt rares, qui souvent même cessent de se manifester pendant un temps plus ou moins long ; ces mouches, dis-je, sont presque toujours de peu de valeur quand elles ne sont liées à aucun autre trouble de la vision. L'énergie de cette fonction ne souffre aucunement de leur présence, et il est bien démontré qu'on peut y être sujet sans avoir à redouter la perte de la vue. L'un de mes anciens professeurs, oculiste fort distingué de l'Allemagne, aperçoit des mouches depuis longues années, ce qui ne l'a jamais empêché de jouir d'une vision normale. Beaucoup de gens, d'ailleurs, ne les distinguent guère que quand ils y font attention, parce que l'habitude en émousse l'action sur la rétine.

Quelques malades ne sont tourmentés par des mouches que quand ils sont en proie à une congestion vers la tête et les yeux. J'en ai observé d'autres chez lesquels des mouches, existant depuis un temps plus ou moins long, augmentaient de volume sous l'influence d'une ophthalmie. Chez certains sujets chloro-anémiques, elles ont disparu par l'usage des ferrugineux, tandis que d'autres médications s'étaient montrées stériles.

Avant d'entreprendre avec quelques chances de succès le traitement d'une affection amaurotique, le médecin doit minutieusement rechercher son siége, sa nature et les influences auxquelles elle peut être rationnellement attribuée.

Eu égard au siége de la maladie qui nous occupe, il est bien démontré que la rétine ne souffre fort souvent que par suite des connexions de l'œil avec d'autres parties plus ou moins éloignées de l'économie : le cerveau, la moelle épinière, les organes contenus dans la cavité du ventre, etc. Les liens anatomiques et physiologiques doivent naturellement engendrer les liens morbides. C'est ainsi que rien n'est commun comme les vomissements à la suite de la piqûre de l'œil dans l'opération de la cataracte par abaissement. Whytt rapporte qu'une femme voyait tous les objets couverts d'un voile épais dès que ses digestions subissaient quelque trouble.

Envisagées quant à leur essence intime ou à leur nature, les amauroses sont congestives ou torpides. Une autre forme, l'amaurose nerveuse des auteurs, présente une grande variabilité dans ses symptômes, et nous a paru surgir de préférence chez les femmes nerveuses et hystériques. Nous ne saurions assez insister sur une erreur si répandue, même parmi les praticiens les plus distingués, qu'une amaurose est une paralysie dont les stimulants seuls peuvent triompher. S'il est des cas où ils sont impérieusement indiqués, il en est d'autres où ils sont éminemment nuisibles; l'une des causes principales des insuccès réside dans l'inobservation de ce principe.

L'amaurose congestive est caractérisée par un afflux de sang, à allure franche ou sourde, vers les parties chargées des perceptions visuelles. Les malades qui en sont affligés fuient la lumière, qui stimule par trop leur rétine déjà irritée. Leur vue, par ce motif, est meilleure le soir que dans la matinée et durant le jour. Les excitants de tout genre, vins généreux, remèdes stimulants, la détériorent. Ces sujets sont souvent tourmentés par l'apparition de corps brillants ou incandescents qui, surgissant même dans l'obscurité de la nuit, semblent sortir des yeux comme d'un caillou frappé par le fer. La pupille est le plus communément contractée. Dans l'amaurose torpide ou paralytique, au contraire, il existe un état de langueur et d'inertie dans l'appareil sensitif spécial de l'œil, condition exempte de toute congestion appréciable. Chez ces malades, la rétine perçoit d'autant mieux le fluide lumineux qu'elle en est plus saturée, d'où il résulte que la vue est moins mauvaise à un jour vif que dans un endroit sombre, dans le cours de la journée que le soir. Les agents stimulants l'améliorent. La pupille est assez fréquemment dilatée.

Parmi les causes susceptibles de donner lieu à l'amaurose, quelques-unes sont cachées dans les mystères de l'organisme; d'autres sont appréciables à notre investigation. Nous citerons la suppression du flux menstruel; celle d'un flux hémorroïdal ou nasal habituel. J'ai vu l'omission d'une saignée à laquelle le malade était périodiquement accoutumé avoir pour conséquences une congestion céphalique et l'amaurose. Notons la disparition d'une maladie cutanée, la cessation d'une transpiration habituelle, celle surtout de la sueur des pieds (1); la chlorose, le rhumatisme, la syphilis, la présence de vers dans le canal intestinal, la grossesse, l'épilepsie, l'hystérie, les évacuations sanguines exagérées; l'influence des préparations de plomb chez les peintres en bâtiments, chez les ouvriers des fabriques de blanc de céruse; l'abus des liqueurs alcooliques, les lésions traumatiques, etc.

La fatigue longtemps prolongée de l'organe et son application sur des objets dont le petit volume demande des efforts de vision ont sur l'œil une action pernicieuse, surtout chez les presbytes. Contrairement au myope, le presbyte est destiné par la nature à la contemplation d'objets éloignés. Obligez-vous sa vue à s'ajuster à la perception de corps minutieux et placés près des yeux, elle le pourra, dans beaucoup de cas, si les globes sont doués d'une organisation vigoureuse; elle faiblira dans d'autres, et sa souffrance se traduira par de la lassitude d'abord, et plus tard par l'amblyopie, appelée avec juste raison *presbytique*, et par des désordres plus graves. C'est ainsi que les sujets élevés

(1) Ch. Deval, *Note sur l'amaurose déterminée par la suppression de la sueur des pieds* (*Gazette médicale de Paris*, année 1854, p. 282).

à la vie des champs et se couchant avec le soleil, seront susceptibles de devenir amaurotiques, si vous en faites des horlogers ou des graveurs travaillant aux lumières artificielles. On devra conseiller à ces malades, qui ne pourront abandonner leur profession, de suspendre souvent leurs occupations pour se livrer au repos et regarder au loin de gros objets. Les verres convexes leur seront fréquemment d'un secours utile. Rien n'est fatal aux yeux comme la lecture assidue d'ouvrages imprimés en très petits caractères. Le nombre des compositeurs d'imprimerie que nous avons soignés atteints d'amaurose est fort considérable. Chez les hommes de cabinet adonnés avec trop d'ardeur à l'étude, il faut joindre à la fatigue incessante des yeux la vie sédentaire qui les dispose à la constipation, aux congestions encéphaliques; de plus, le cerveau, devenu un centre d'action, réagit à son tour sur les organes des sens.

Si la pupille se contracte instinctivement et se ferme presque entièrement quand une lumière trop vive vient frapper l'œil, c'est pour préserver la rétine d'un excitant trop énergique pour sa sensibilité. Une grande quantité de ce fluide, réfléchie par un mur blanc, par des rochers élevés, par un sol couvert de neige ou d'un sable fin, fatigue l'appareil de la vision, de même que la lumière qui émane directement du soleil ou d'un foyer incandescent. Nul doute que beaucoup d'amauroses qu'on rencontre surtout dans les grandes cités ne doivent être attribuées, pour une large part, aux flots de lumière artificielle qui éblouissent les yeux. Des prisonniers, longtemps enfermés dans des cachots ténébreux, ont été frappés de goutte-sereine pour avoir subitement exposé à l'éclat d'un jour vif leurs yeux qui en étaient privés depuis longtemps.

Je connais un greffier qui fut attaqué d'amaurose au globe gauche en contemplant, pendant longtemps, une éclipse du soleil. Le trouble de la vision cessa, si ce n'est dans une partie de la rétine. Cet homme reconnaît parfaitement aujourd'hui tous les objets qu'on présente à l'œil affecté, excepté quand on les place du côté du nez; ils lui échappent alors ou ne sont aperçus qu'incomplétement.

Si une lumière trop éclatante est funeste à l'œil, il ne faut pas en conclure que moins elle est intense, plus elle exerce sur cet organe une influence salutaire. Des occupations exigeant des efforts de vision lui sont très fatales à un jour insuffisant, ce qui s'applique encore au travail, le soir, sur les objets de couleur sombre.

L'inégalité du foyer visuel des deux globes, chez un même sujet, a été placée dans la catégorie des causes de la goutte-sereine. M. Sichel fait observer que lorsqu'un œil est myope et l'autre presbyte, complication assez fréquente, dit-il, et souvent négligée, il arrive, dans la majorité des cas, que, pour éviter le trouble qui résulte de l'emploi simultané des deux yeux, le sujet n'use constamment que d'un seul de ces organes, laissant l'autre dans l'inaction sans le vouloir, sans s'en apercevoir même; le globe non exercé tombe peu à peu dans une faiblesse qui peut aboutir à une paralysie plus ou moins complète.

Dans notre état de civilisation, l'emploi inconsidéré des instruments d'optique est l'une des causes les plus fréquentes de l'amaurose. Si les lunettes amendent les aberrations de la vue, en rectifiant la direction vicieuse des rayons lumineux qui constitue la myopie et la presbytie, il est une condition sans laquelle elles seraient susceptibles d'entraîner des conséquences fâcheuses:

c'est de ne point les porter trop fortes. Rien n'émousse à la longue l'activité vitale de la rétine comme l'action forcée de l'œil par des verres concaves ou convexes trop puissants. Nous avons été maintes fois consulté par des naturalistes, par des graveurs, par des horlogers, chez qui l'amaurose avait été causée par l'abus des loupes et d'autres instruments grossissants. Les verres convexes à court foyer ébranlent, stimulent tellement la rétine, qu'on a tiré un heureux parti de cette propriété en l'appliquant au traitement de l'amaurose torpide.

Les lunettes ne sont utiles que quand leur foyer est en harmonie avec la portée de la vue; sans cette condition, elles peuvent endommager l'organe. Nous avons constaté chez beaucoup de gens que l'amaurose avait été produite par des verres achetés à des colporteurs. La mauvaise qualité de ces objets de pacotille qui offrent des bulles, des rainures, causant des réfractions vicieuses, n'est pas le seul reproche qu'on doive leur adresser : il est rare que leur foyer soit exactement approprié aux divers cas individuels; leur puissance exagérée flatte souvent l'acheteur, qui voit bien à leur aide, mais qui finit par payer cher cette bonification momentanée de sa vue (1).

L'invasion d'une amaurose a été parfois précédée d'une exaltation extraordinaire de la faculté visuelle. Je citerai l'exemple d'une dame chez laquelle la vue éprouva presque soudainement une telle amélioration qu'elle quitta les lunettes dont elle faisait habituellement usage, et pouvait même lire sans leur secours. Mais bientôt après, sa vue baissa; elle est aujourd'hui fort obtuse. Ces phénomènes dénotaient une congestion cérébro-oculaire et une excitation consécutive des rétines; la congestion augmentant, l'affaiblissement de la vue en fut la conséquence.

L'invention récente de l'ophthalmoscope, dont la première idée appartient à Helmholtz, professeur de physiologie à Kœnigsberg, nous met à même de diagnostiquer des lésions du fond du globe naguère inaccessibles à notre investigation. Les corps flottants, de configuration et de dimensions variables, que cet ingénieux instrument nous permet de découvrir souvent dans l'humeur vitrée, nous rendent parfaitement compte des mouches volantes que certains malades aperçoivent. Nous pouvons constater, par son secours, l'hypérémie rétinienne, dans laquelle les vaisseaux de la rétine sont anormalement engorgés, le décollement de cette membrane par des épanchements séreux ou sanguins; la scléro-choroïdite postérieure, disposition curieuse que l'on rencontre notamment chez les myopes et qu'il serait trop long de développer ici. Des cysticerques ont été découverts dans le corps vitré et au-devant de la rétine. Il suit de là que, dans bien des cas, nous ne sommes plus réduits aux simples conjectures en ce qui concerne la forme morbide que nous avons à combattre; la constatation des véritables conditions qu'elle offre nous conduit à une thérapeutique plus rationnelle.

(1) M. Henri, habile opticien, passage Delorme, 21, mérite d'être recommandé, tant pour la belle qualité de ses verres que pour l'adaptation qu'il sait en faire aux diverses conditions individuelles.

Traitement des amauroses congestives.

La médication des amauroses congestives comprend les moyens les plus propres à dissiper le mouvement congestionnel, source du trouble de la vision.

Les émissions sanguines occupent le premier rang. Leur application est soumise à certaines règles dont l'inobservation peut conduire à un but diamétralement opposé à celui qu'on se propose d'atteindre.

J'ai été consulté par un malade qui se trouvait au début d'une amblyopie, faible encore, quand un oculiste recommandable de Paris lui prescrivit, entre autres ressources, l'application de quinze sangsues au fondement. Le sang coula beaucoup, et avec cette effusion coïncida une détérioration extraordinaire de la faculté visuelle. Elle ne s'était relevée que de bien peu, au moment où il demanda mes conseils ; car cet homme ne pouvait lire, et était à la veille de perdre sa place.

Saignez largement quand une amaurose est liée à un état congestionnel violent qui menace de produire dans la texture des parties où se passe l'acte de la vision des désordres qu'il vous serait impossible de maîtriser plus tard, dans les gouttes-sereines à invasion brusque, par exemple. L'amblyopie procède-t-elle sourdement, insidieusement, ce qui arrive presque toujours, évitez les saignées spoliatives ; n'usez des émissions sanguines qu'avec réserve.

Se décide-t-on pour l'application des sangsues au fondement, on y procédera avec ménagement, n'oubliant pas ce précepte de Demours, dont nous avons été maintes fois à même de vérifier l'exactitude : « Les évacuations de sang, » dit-il, surtout lorsqu'elles sont trop abondantes, sont souvent nuisibles. Les » sangsues à la marge de l'anus, indiquées dans un grand nombre de cas, sont » quelquefois suivies d'un affaiblissement réel de la vision. Il est bon de ne » pas employer ce moyen indifféremment. »

Les ventouses sèches ou scarifiées, les bains de pieds chauds, avec ou sans addition de farine de moutarde, de sel de cuisine, de savon noir ; les bains de mains de même nature, dans les cas où la présence de varices aux jambes ou quelque autre condition milite pour qu'on n'ait pas recours aux bains de pieds ; les cataplasmes sinapisés aux extrémités inférieures, les affusions fréquentes avec de l'eau froide sur les paupières fermées et sur les parties limitrophes, les purgatifs, sont applicables encore à l'amaurose congestive. Nous ordonnons souvent aux malades de solliciter de temps à autre, derrière chaque oreille, une éruption avec un mélange de beurre, de pommade de garou et d'huile de croton. Plusieurs ont employé dans le même but la pommade de Lausanne. Le tartre stibié, à doses fractionnées, nous a été utile. La belladone nous a paru surtout efficace lorsqu'une crainte vive de la lumière et la perception de corps lumineux dénotaient un état d'éréthisme de la rétine.

L'amaurose étant déjà un peu ancienne, est-on fondé à croire que la congestion a créé des obstacles divers, des produits séreux ou plastiques qui entretiennent mécaniquement le trouble de la vision, il y a lieu d'invoquer le secours des résolutifs et des mercuriaux surtout ; le sublimé, à faibles doses et longtemps prolongé, nous a rendu à cet égard des services signalés (1). C'est

(1) Ch. Deval, *De l'efficacité du sublimé corrosif dans quelques amauroses non syphilitiques* (*Union médicale*, année 1852, page 442).

dans cette période des affections amaurotiques que nous commençons à user de la pommade de Gondret. Sous l'influence du sublimé, une boule noire, que Gaudet distinguait de l'œil droit, diminua peu à peu à un point tel, qu'elle se transforma en un croissant de même couleur ; ce dernier se convertit à son tour en un nuage qui finit par s'évanouir. Le sublimé fut encore le principal remède que j'employai chez Lefèvre, de Vitré (Ille-et-Vilaine), qui se présenta pour la première fois à mon dispensaire en janvier 1852. Sa vue, à cette époque, se trouvait dans des conditions déplorables; il était souvent assailli par l'apparition de corps étincelants et de filaments de toute nature; la flamme d'une bougie lui semblait plus volumineuse qu'elle ne l'était en réalité et déchirée sur ses bords, symptôme amaurotique que je rencontre fréquemment, et qui a été noté par Beer. En juin de la même année, tout brouillard avait disparu ; les objets les plus minutieux étaient aisément distingués; telle était même la portée de la vue que Lefèvre avait pu apercevoir un ballon dans les nuages.

Ce n'est guère que dans quelques amauroses d'origine cérébrale que je prescris les exutoires puissants à la nuque, comme le cautère et le séton; ils m'ont rendu, dans certains cas de ce genre, des services signalés. Une dame me racontait qu'une petite fille de sa famille devint aveugle, à six mois et demi, par suite de convulsions et d'hydrocéphalie. La lumière ne pouvait être distinguée des ténèbres. Demours, consulté, ordonna, entre autres moyens, l'application d'un séton à la nuque, et annonça que l'enfant recouvrerait peut-être la vue après la seconde dentition. Elle était également paralysée des deux jambes. Or, à l'âge de sept ans et demi, la vision commença à revenir; elle se reconstitua à un tel degré, que l'enfant pouvait enfiler une aiguille. Les jambes guérirent aussi, au point que son père ne la suivait que difficilement dans ses courses. La tête, naguère très volumineuse et vacillante, reprit un volume normal. Le sens du toucher, qui s'était beaucoup exercé pendant la cécité, continua à rester exquis. A seize ans et demi, la jeune fille mourut d'une angine.

Chez les très jeunes sujets surtout, atteints d'amaurose hydrocéphalique, les frictions sur le cuir chevelu avec l'onguent napolitain stibié me paraissent d'autant plus indiquées, que l'absence de parois osseuses dans des régions du crâne assez étendues met l'expédient dérivatif et résolutif presque en contact avec le cerveau. Des pustules nombreuses surgissent à la tête, sous l'influence de cette pommade, dont il faut longtemps réitérer l'application. Octavie Levaut, âgée de sept mois, de la commune de Suresnes, près Paris, aveugle quand elle fut amenée à mon dispensaire, le 18 février 1851, commençait, le 10 mars suivant, à sourire aux caresses et aux agaceries de sa mère, ce qui ne lui était jamais arrivé avant le traitement. Explorant avec attention les conditions visuelles, le docteur Visinier, présent à la consultation, constata que les yeux suivaient quelques corps brillants qu'on leur montrait. La tête était couverte de points en suppuration et de croûtes; nous conseillâmes de continuer avec persévérance l'emploi des frictions. « A l'époque où mon enfant succomba, » à l'âge de treize mois et demi, me dit la mère, en novembre 1852, elle voyait » bien, et portait ses regards vers tous les objets du côté desquels on sollicitait » son attention. »

Les malades affectés d'amblyopie ou d'amaurose congestive se soumettront à un régime léger, choisiront de préférence des mets de digestion facile, et s'abstiendront d'aliments salés et épicés, de vin, de café purs. Ils éviteront l'éclat d'un jour vif et celui trop intense des lumières artificielles. L'appartement qu'ils habitent est-il exposé à recevoir une clarté trop forte, ils auront recours aux jalousies, aux persiennes, aux carreaux de verre dépolis, ou à d'autres moyens équivalents. Ils gradueront, le matin, le passage de l'obscurité à la lumière. La photophobie rend souvent utile l'emploi d'une visière ou de conserves ombrées (verres fumés). Les porter garnies sur les côtés de taffetas vert ou bleu est chose nuisible, cet appareil contribuant à tenir les yeux dans une atmosphère chaude, humide, d'où l'augmentation du mouvement congestionnel dont l'organe est déjà le siége. Les voiles d'un tissu fin, comme le crêpe, la gaze, sont très convenables, chez les femmes, comme associant à l'avantage de l'atténuation des rayons lumineux celui de la tamisation de l'air, dont les corpuscules ne viennent point ainsi irriter la conjonctive. L'ouvrier, l'artiste, qui ne peuvent faire tréve à leurs occupations, laisseront au moins reposer leurs yeux par de fréquentes suspensions de leur travail.

Traitement des amauroses torpides.

Les stimulants, les antiparalytiques proprement dits, sont applicables à cette catégorie nombreuse d'affections amaurotiques. Une grande circonspection doit être apportée dans le choix et dans le mode d'administration de ces agents, de ceux surtout qui ont le plus d'énergie. Graduer la stimulation, c'est-à-dire commencer par des excitants faibles pour s'élever peu à peu à d'autres plus énergiques, est une règle dont il ne faut pas se départir si l'on veut obtenir des succès dans le traitement des amauroses de ce genre. Par une vive excitation, l'organe frappé de torpeur est susceptible de se congestionner, de s'enflammer même, et de devenir le siége d'une complication pernicieuse qui n'existait pas auparavant.

Les stimulants du degré le plus faible que nous employons sont les alcoolats de romarin, de lavande, de mélisse, le baume de Fioraventi, avec ou sans addition de camphre, d'éther sulfurique, d'huile essentielle de girofle ou de menthe. Le malade en verse dans la paume de la main, pour frictions sur le front et les tempes si les deux yeux sont affectés, sur le front et la tempe du côté compromis, si un seul organe est envahi ; tôt ou tard les yeux ou l'œil sont exposés à la vapeur du même remède. Jugeons-nous que la lésion demande une impulsion plus énergique, nous ajoutons aux agents mentionnés, à la teinture de noix vomique ou à toute autre, une certaine quantité d'ammoniaque. A un degré plus avancé, la strychnine peut entrer dans la composition des mêmes mélanges.

La pommade ammoniacale, dite pommade de Gondret, est un expédient justement estimé dans la thérapeutique des amauroses. Lisfranc y attachait un grand prix, et nous lui devons de beaux succès. C'est au front, aux tempes, aux régions antérieure et supérieure du cuir chevelu préalablement rasées, et derrière les oreilles, que nous appliquons la pommade ammoniacale, tantôt jusqu'à rubéfaction ou jusqu'à formation seulement de quelques phlyctènes, tantôt jusqu'à la vésication complète. Les réactions produites seront étudiées avec le plus grand soin et combattues si elles sont trop fortes. C'est un bon signe, disait Lisfranc, quand un œil manifeste de la sensibilité ou de la douleur sous l'influence de la préparation ammoniacale, ce phénomène indiquant que l'innervation se ressent de l'action du médicament et n'y reste pas rebelle : c'est ainsi que des membres paralysés deviennent parfois le siége de souffrances plus ou moins vives avant de récupérer le jeu de leurs fonctions. Si j'ai vu les bons effets de ce remède se manifester au bout de quelques jours, il faut, dans d'autres cas, et comme Lisfranc l'a souvent remarqué, un mois, deux mois et plus. Il n'y eut de l'amendement, par exemple, qu'au bout de trois mois, chez l'un de ses malades, tailleur, qui parvint à se livrer aux travaux les plus minutieux de son état, tandis qu'il se conduisait à peine lors de son entrée à l'hôpital. J'ai entendu dire à Lisfranc qu'ayant eu l'occasion de revoir cet homme au bout de huit années, il avait constaté que la guérison s'était maintenue.

Je me sers le plus habituellement, pour l'application de l'ammoniaque liquide, d'un godet d'argent de 2 centimètres et demi de diamètre, et de 4 à 5 millimètres de profondeur. Sa cavité reçoit un fragment d'éponge circulaire et aplati que l'on imprègne d'alcali. La capsule posée sur la peau y est assujettie par le chirurgien ou par le patient lui-même, à la faveur d'un bouton que j'ai fait placer au centre de sa face externe. L'ammoniaque, mise à l'abri de l'air, ne peut ainsi se volatiliser, ce qui seconde l'énergie de son action. Le derme dénudé par ce moyen ou par la pommade ammoniacale nous sert souvent à y déposer de la strychnine ou d'autres substances médicamenteuses.

Plusieurs aveugles ont recouvré la vue par des applications successives du fer rouge sur le cuir chevelu. Bien qu'il n'ait que rarement produit des effets funestes, on ne saurait disconvenir que la chaleur qu'il transmet à l'encéphale ne soit un inconvénient à redouter. C'est ainsi que le célèbre Delpech eut à déplorer la mort de deux de ses malades, à la suite de l'application de moxas à la tête. Le chirurgien prudent substituera avec avantage, à ces fers incandescents d'un fort volume, la cautérisation dite *pointillée non suppurante*, suivant les vues de MM. Guérin et Sédillot. Ce procédé qui, mis en œuvre sur la région péri-orbitaire, a déjà fait ses preuves dans le traitement de l'amaurose, consiste dans l'application instantanée sur la peau, à l'aide d'une sorte de percussion élastique, de l'extrémité mousse d'une tige d'acier, d'or ou d'argent, ayant 2 ou 3 millimètres de diamètre, et qu'on rougit à blanc. On touche ainsi légèrement le tégument externe, sous forme de points en nombre variable, à la distance les uns des autres de 1 ou 2 centimètres.

Les sternutatoires, expédient trop délaissé dans les gouttes-sereines torpides, impriment aux globes frappés d'inertie une stimulation salutaire. Je conseille la vératrine unie au sucre et à la poudre de Saint-Ange. J'emploie fréquemment aussi un mélange de bétoine, d'asaret et d'ellébore blanc ; il ne faut pas pulvériser trop finement ces substances ; on ne les réduit qu'en poudre grossière, précaution destinée à les empêcher de tomber dans la gorge. Madame Detret, l'une de mes malades, a pu reprendre ses travaux de couture, après avoir usé de la poudre qui précède, et avoir exposé ses yeux à des vapeurs ammoniacales et éthérées. Le turbith minéral (sulfate jaune de mercure), préconisé par Ware, mérite d'être recommandé. Le docteur Maunoir a rapporté l'exemple d'une dame âgée d'une cinquantaine d'années, et amaurotique de l'œil droit depuis douze ans et de l'œil gauche depuis huit mois. Tous les moyens s'étaient montrés stériles contre la cécité complète qui existait aux deux yeux, quand, encouragé par les succès du praticien anglais, il fit l'essai du turbith associé à une poudre aromatique. Ses effets furent surprenants. L'amaurose subit, à gauche, un amendement assez considérable pour permettre à cette dame de lire les gros caractères.

L'introduction des topiques entre les paupières est encore une ressource par trop négligée dans la médication des amauroses de ce genre. Maintes fois j'ai observé que la stimulation, qui, des tissus externes, retentissait vers les tissus internes, constituait une réaction générale dans l'appareil oculaire, laquelle était d'un puissant secours pour l'amélioration des fonctions visuelles. Le professeur Maunoir a relaté un fait très concluant en faveur de cette opinion. Un jeune Anglais avait été opéré de la cataracte, à l'âge de onze ans, par ce praticien; le succès avait été complet. Plus tard, ayant alors dix-huit ans, il contracta une double amaurose en Portugal à la suite d'un refroidissement. Un long traitement subi en Angleterre fut infructueux. Il se rendit à Genève, où M. Maunoir eut recours, sans aucune amélioration, à des expédients nombreux : exutoires, électricité, vomitifs, arnica, etc. Il prescrivit alors une infusion de piment rouge à instiller, soir et matin, entre les paupières. Le globe droit resta amaurotique; mais la vue se reconstitua dans le globe gauche au point que ce jeune homme fut en état d'embrasser une carrière scientifique.

Le docteur Stœber recommande les pommades de précipité rouge ou blanc, ou de sublimé corrosif qu'on introduit entre les paupières. C'est sous forme de pommades que nous employons également l'oxyde rouge de mercure, le chlorhydrate d'ammoniaque, l'iodure de potassium, le camphre, la strychnine, les agents, en un mot, destinés à porter remède par cette voie à l'amaurose. Leur degré d'énergie devra varier suivant le degré du mal et suivant les susceptibilités individuelles. Il faut, en général, pour le succès, que les vaisseaux capillaires de la conjonctive s'engorgent et que les yeux deviennent larmoyants. Les voiles palpébraux seront fermés à la suite de l'administration du remède, afin que les globes nagent, pour ainsi dire, dans un bain local.

On a observé des amblyopies uni-oculaires qui diminuaient d'une manière notable après la perte de l'œil sain, lequel avait supporté seul, ou à peu près seul, jusqu'alors le poids des fonctions visuelles. Cette amélioration, dans de telles circonstances, ne doit point être perdue pour la pratique. On procède à l'exercice forcé du globe malade en couvrant chaque jour, et pendant un temps plus ou moins long, l'organe non-altéré d'un bandeau. Je me sers, pour effectuer cette occlusion, d'une tige métallique élastique qui fait le tour de la tête, et à laquelle s'adapte une sorte de coque de fil de fer et garnie de taffetas noir. L'œil, devant lequel celle-ci se place, est parfaitement soustrait à la lumière sans subir aucune compression. Demours, qui attachait avec raison un grand prix à ce mode de gymnastique oculaire, assigne aux premiers exercices quotidiens un laps de temps d'un quart d'heure à peu près; on en augmente la durée peu à peu, et l'on en vient à faire agir le globe affaibli pendant deux ou trois heures. Cet oculiste ajoute qu'il a souvent commencé par donner à déchiffrer des lettres d'un pouce de hauteur; l'œil put lire quelques mois après le titre d'un ouvrage, puis des mots imprimés en lettres capitales, et, finalement, une impression ordinaire.

L'exercice gradué à l'aide de verres convexes s'est parfois encore montré utile pour réveiller l'action amortie de la membrane sensitive. Il y a toutefois une hyperbole immense dans les assertions de M. Schlesinger, qui a prétendu qu'avec certaines lunettes et sans autre secours, on pouvait guérir des cataractes, des ophthalmies, la presque totalité des lésions oculaires susceptibles de survenir pendant la durée de la vie humaine. On ne saurait néanmoins méconnaître que combattre l'inertie de la rétine par son stimulant normal, la lumière, ne soit une idée heureuse et féconde déjà en résultats pratiques d'une haute importance. M. Cunier rapporte qu'un homme en traitement depuis six mois, pour une amaurose torpide, ne pouvait plus distinguer que les grosses lettres des affiches et ne sortait qu'avec un guide. La détérioration de la vue avait résisté à tous les moyens mis en œuvre. En quinze jours, Schlesinger lui fit lire du petit-romain avec le n° 24. M. Cunier ajoute que cet homme finit par recouvrer une excellente vue, et il cite des faits analogues extraits de sa propre pratique.

Parmi les remèdes que nous administrons le plus souvent à l'intérieur contre les amauroses torpides, nous citerons l'infusion d'arnica, que nous faisons fréquemment édulcorer avec le sirop d'écorce d'orange, l'infusion vineuse de racine d'angélique, les ferrugineux, l'extrait alcoolique de noix vomique, le sulfate de strychnine, etc. MM. Trousseau et Pidoux font observer qu'on a vu, dans des paralysies récentes, les désordres cérébraux qui les avaient causées revêtir, sous l'influence de la noix vomique, une intensité nouvelle. Ils ajoutent, par contre, que dans des paralysies anciennes, symptomatiques d'épanchements sanguins dans le cerveau ou de ramollissements, on en a obtenu des résultats inespérés qu'aucun autre agent n'aurait pu fournir. Ne combattez donc les congestions, dans leur période active, que par les moyens propres à enrayer le flux sanguin; plus tard, le système nerveux reste-t-il engourdi, la noix vomique, la strychnine, la brucine, peuvent, comme l'électricité, venir le remuer, le stimuler utilement.

Le docteur Serrurier a communiqué il y a quelques années à la Société de médecine pratique de Paris, le fait d'une cécité arrivée graduellement dans l'espace de six mois chez un jeune homme adonné à certaines habitudes. Alarmé d'une telle conséquence, il avait changé de conduite, mais était aveugle, quand ayant un jour été jeté à terre, hors de son cabriolet, il resta sur la place sans connaissance; en reprenant ses sens, il s'aperçut qu'il avait recouvré la vue, qui se maintint depuis lors.

ÉLECTRICITÉ. — PROCÉDÉ DE L'AUTEUR.

On a relaté des merveilles de l'application de l'électricité au traitement de l'amaurose. Bien qu'elle ne constitue pas une panacée, dans cette circonstance, on ne saurait méconnaître que l'ébranlement qu'elle détermine dans le cerveau, dans les nerfs oculaires et dans leurs aboutissants, n'ait, dans la thérapeutique de cette maladie, une grande importance, comme l'ont vérifié, avant nous, beaucoup d'expérimentateurs. Pellier, qui dit lui devoir des succès, cite, à l'appui de son opinion, des exemples très nombreux tirés de la pratique de Hey, de Maret, de Saussure et d'une foule d'autres. Si nous en croyons M. Fabré-Palaprat, un malade affligé depuis treize mois d'une goutte-sereine complète, récupéra à un point tel la sensibilité de la rétine par la galvano-puncture, qu'il distinguait les aiguilles d'une montre. Un beau fait de guérison par l'appareil de rotation électro-magnétique est dû au docteur Hœring (de Heilbronn). Depuis deux ans et à la suite d'une fièvre typhoïde, son malade était inhabile à reconnaître les personnes qui l'entouraient; l'œil gauche, le plus compromis, ne distinguait pas le jour d'avec la nuit. Après la trente-sixième séance, les pièces de monnaie étaient aperçues, tant du côté gauche que du côté droit. Huit autres séances, qui furent surtout consacrées à l'œil gauche, eurent pour résultat de ramener la vue à un degré tel que le sujet pouvait lire les caractères d'un journal.

« L'électricité et le galvanisme, dit Marjolin, doivent être rangés parmi les » moyens que l'on peut appliquer presque immédiatement sur le système ner- » veux de l'œil pour y réveiller la sensibilité éteinte. L'un et l'autre seraient » nuisibles si cet organe était douloureux ou disposé aux fluxions. Quelques » praticiens ont trop vanté l'efficacité de ces moyens; mais il faut convenir » que beaucoup de guérisons d'amauroses ont été le résultat de leur emploi » méthodique, et que c'est à tort qu'actuellement la plupart des médecins ont » renoncé à les mettre en usage.»

Mes premiers essais sur l'application de l'électricité galvanique à la médication des amauroses torpides datent de 1838; je les entrepris à Vienne, sous la direction d'un illustre maître dont je me féliciterai toujours d'avoir été le disciple, le docteur Rosas, professeur d'ophthalmologie à l'université de cette ville. Dès cette époque déjà, j'entrevis tout le parti qu'on pourrait tirer de cet expédient dans des maladies d'une curation si épineuse. Nous nous servions d'une pile à colonne, commençant généralement par trois ou quatre couples pour en porter rapidement le nombre, chez le même malade, à dix, quinze et au delà. J'emploie avec avantage aujourd'hui une pile à deux liquides (pile de Bunsen) et un multiplicateur, appareil d'un maniement facile qui donne fidèlement l'électricité et qui fournit au praticien la possibilité d'en graduer la dose à sa guise.

Je ne me servais au début que d'excitateurs métalliques montés sur des manches isolants. Muni de deux de ces instruments préalablement accrochés à deux conducteurs sous forme d'hélices, ou fils de cuivre roulés en spirale et entourés de soie, je les promenais sur les paupières, au front, aux tempes, aux joues, sur les côtés du nez, derrière les oreilles, dans la partie antérieure de la cavité nasale. Dans quelques cas, le malade tenait d'une main un conducteur tubulaire de cuivre adapté à l'une des hélices, ou bien encore celle-ci était attachée à une plaque métallique placée à la nuque, derrière l'une des oreilles ou au front du patient, tandis que je n'agissais sur la face qu'avec un seul excitateur. Les résultats qu'engendraient ces manœuvres consistaient dans des contractions musculaires violentes; les secousses étaient fréquemment assez douloureuses pour que les malades retirassent la tête en arrière afin de les éviter. Le procédé dont j'use plus particulièrement aujourd'hui me paraît infiniment plus avantageux; il est, d'ailleurs, peu assujettissant pour le médecin, qui peut conduire plusieurs traitements à la fois. Deux petites éponges fines, plates, imbibées d'eau simple ou d'une eau salée ou acidulée, sont appliquées sur les paupières fermées du patient. Elles sont maintenues en place par une pièce de taffetas gommé ou de toile cirée (toile à broder), échancrée à l'endroit du nez. Deux boutons de cuivre, avec tige perforée à son bout antérieur, traversent la bande dans les parties qui correspondent aux globes oculaires. On commence par accrocher l'extrémité recourbée de l'une des hélices à l'orifice qui termine l une des tiges de cuivre; puis on approche de la seconde tige le bout de l'autre hélice pour s'assurer si la dose d'électricité est trop faible ou trop forte; on l'augmente ou on l'amoindrit en enfonçant plus ou moins dans l'appareil le fer doux, qui fait ainsi l'office de graduateur. Dès qu'on a déterminé celle que le patient peut supporter, on fixe l'extrémité de la seconde hélice, et le malade reste en rapport avec la machine pendant tout le temps qu'on le désire. Il y a, d'ailleurs, une grande variabilité chez les divers sujets, eu égard à la susceptibilité pour l'électricité. Les uns en tolèrent des doses énormes; d'autres sont impressionnés par les doses les plus minimes.

Administré suivant le mode qui vient d'être indiqué, le fluide agit d'une manière douce, continue, uniforme, sur la région oculaire et les parties voisines. Toute souffrance est épargnée au malade qui ne ressent guère qu'un fourmillement, lequel n'est jamais ou presque jamais traversé par l'apparition de corps étincelants, qu'il faut éviter autant que possible, suivant le conseil de Walther. Peu à peu les yeux rougissent et deviennent parfois larmoyants. Des sujets ont conservé un ou deux jours une injection conjonctivale légère; d'autres n'ont accusé que de la démangeaison et du picotement. L'époque de la séance sera choisie avec avantage pour l'introduction de préparations médicamenteuses entre les paupières. Rien ne favorise l'action résolutive où stimulante des topiques employés comme le mouvement produit par l'électricité dans l'innervation de l'organe visuel.

Pour retirer de ces expédients des bénéfices de quelque importance, il faut en réitérer souvent l'application, tous les jours ou tous les deux jours. Les premières séances seront courtes; on les prolongera plus tard, suivant le degré de tolérance; nous avons l'habitude de laisser reposer de temps à autre nos malades pendant leur durée. Le docteur Crusell, qui rapporte que le galvanisme détermina une fois la perte de l'œil, insiste sur la précaution de ne pas trop en continuer l'action et de ne point lui imprimer une trop grande force; son application ne dépassera pas, d'après lui, deux minutes, et même elle sera moindre si le patient se plaint de douleurs et si les conjonctives s'injectent. Je puis affirmer que je n'ai jamais observé de faits où l'électricité, administrée suivant ma méthode, ait entraîné des conséquences de quelque gravité pour l'organe visuel. Elle a constamment été tolérée pendant dix minutes, un quart d'heure, une demi-heure et plus, sans inconvénient et sans aucun danger.

Chez quelques-uns de mes malades, le brouillard qui obscurcissait la vue diminuait ou disparaissait par l'électricité pour reparaître au bout d'un temps plus ou moins long. Chez Atzly, par exemple, attaché à l'octroi de Paris, la cessation de ce phénomène morbide, qui était d'un quart d'heure ou d'une demi-heure au début, a fini par être de deux ou trois heures, et plus tard de quatre ou cinq heures. Cet homme qui, quand j'en entrepris le traitement, ne se conduisait qu'avec peine, a reconquis par l'électricité la faculté de lire l'écriture manuscrite. « Hier, me disait-il, le 14 février 1851, j'ai fait des chiffres » toute la journée sans fatigue. » Il m'annonça, le 24 mars suivant, qu'il avait classé la veille des insectes de petites dimensions, occupation à laquelle il avait été contraint de renoncer depuis plusieurs années, et qu'il avait lu une vingtaine de pages en petits caractères.

L'amaurose est-elle uni-oculaire, je dispose les pôles de telle sorte que l'un d'eux est mis en rapport avec le globe affecté, tandis que l'autre est appliqué sur un point plus ou moins éloigné de cet organe.

Le fait suivant, recueilli à ma clinique par le docteur Clavé, et consigné dans sa Thèse inaugurale (1), démontre, jusqu'à la dernière évidence, l'excellence du procédé que je préconise.

Observation I. — Mademoiselle Joséphine ...., âgée de vingt-huit ans, domestique, se présenta pour la première fois à la clinique de M. Deval le 4 avril 1851. Douze ans auparavant, elle avait été atteinte de violentes ophthalmies ; elle se souvient d'être restée longtemps sans pouvoir regarder la lumière. Depuis, sa vue n'avait jamais été bonne, et celle de l'œil gauche était allée toujours en diminuant ; cet œil distingue à peine aujourd'hui les plus gros objets, et ne présente d'ailleurs aucune lésion caractéristique.

On diagnostique une amaurose devenue torpide.

Pendant plus de trois mois, diverses méthodes de traitement sont essayées sans succès.

Le 22 août, on applique l'électricité d'après le procédé du docteur Deval. Au bout de vingt minutes, nous levons l'appareil, et nous constatons une amélioration extraordinaire : « Mon œil gauche, dit la malade, voit aussi bien que l'autre ; pourquoi n'avez-vous pas employé plus tôt ce moyen? » Ce résultat, qu'elle s'exagérait peut-être elle-même, mais dont nous pûmes constater la réalité, ne se maintint guère que pendant une heure ; puis la vue baissa, restant toutefois un peu meilleure.

On continua les applications d'électricité tous les jours, puis tous les deux jours, enfin tous les huit jours seulement. Après chacune d'elles, la vue gagnait un peu.

Le 26 mars 1852, nous avons vu cette malade pour la dernière fois. Son œil gauche est presque aussi bon que le droit ; elle aperçoit les objets les plus fins en le laissant seul ouvert, et peut enfiler une aiguille.

J'ajouterai, comme complément de cette observation, que, le 30 août 1856, mademoiselle Joséphine .... s'est présentée à mes consultations cliniques, non plus pour demander mes conseils, mais pour me faire part de sa guérison définitive. Aucun accident, du côté des yeux, n'avait surgi chez elle depuis l'année 1852. Les docteurs Jean, Samson et plusieurs autres médecins présents purent constater, comme moi, que sa vue jouissait de son intégrité physiologique.

Le recueil de mes observations cliniques m'offre plusieurs faits analogues à celui que je viens de relater. T...., attaché à la préfecture de police, que le docteur Dubreuil m'a fait l'honneur de m'adresser en septembre 1855, me disait le 15 novembre suivant : « Hier, après avoir été électrisé, il m'a » semblé qu'on venait de m'enlever un voile qui obscurcissait les objets » que je regardais de l'œil gauche. Ce mieux s'est continué. De tous les » remèdes auxquels vous avez eu recours, c'est l'électricité qui a le plus rapi» dement et le plus efficacement agi. »

Après avoir sommairement exposé le procédé dont il est ici question, le doc-

(1) Clavé, *Essai sur l'amaurose*. Paris, 1852.

teur Colin s'exprime de la manière suivante (1) : « Tels sont les modes de trai » tement que nous avons eu le plus occasion de voir employer, et souvent » aussi avec succès, au dispensaire de M. Deval. »

Maintes fois encore, dans notre pratique, l'application de l'électricité s'est montrée utile dans des cas de strabisme paralytique et contre des névralgies faciales qui avaient été rebelles à d'autres agents curatifs.

Traitement de quelques variétés d'amauroses.

L'appréciation des influences sous l'empire desquelles une affection amaurotique a pu naître imprime à la médication des modifications de la plus haute importance. Il est curieux de voir avec quelle rapidité s'amendent et s'évanouissent quelquefois des symptômes graves, quand on a réussi à déterminer la cause qui leur a donné lieu.

Observation II. — Chevalier obtint promptement un soulagement inespéré, par des sangsues au fondement, des fumigations aromatiques dirigées vers le siége, l'aloès, les poudres de soufre et de crème de tartre, etc. Son œil gauche, qui, le 22 août 1846, pouvait à peine distinguer le jour de la nuit, aperçut, le 5 septembre suivant, une horloge, une glace, et beaucoup d'autres objets. L'œil droit, amblyopique, avait également éprouvé du soulagement. La disparition d'hémorrhoïdes fluentes était l'origine de ces accidents, qui existaient depuis six semaines, et qui s'associaient à des symptômes de congestion vers la tête.

L'observation suivante démontre qu'une brusque diminution de la sécrétion nasale peut donner lieu aussi aux phénomènes morbides qui nous occupent.

Observation III. — Chassan avait coutume de priser depuis vingt-cinq ans quand il renonça au tabac, à cause des économies qu'il fut contraint de s'imposer à la suite de la révolution de février 1848. Il fut quelque temps après assailli par des maux de tête ; sa vue se troubla ; des mouches, des étincelles apparurent. Or, sous l'influence de quelques anticongestifs et du retour à son ancienne habitude, Chassan recouvra une vue parfaite.

Les exemples d'amaurose occasionnée par la disparition subite d'irritations cutanées, aiguës ou chroniques, se sont montrés nombreux dans ma pratique.

Observation IV. — Émile Lecerf, âgé de huit ans et demi, pour lequel je fus consulté au commencement d'août 1847, portait depuis longtemps, au bras gauche, un vésicatoire que l'on supprima, et qui s'était spontanément ouvert de nouveau il y avait deux mois. La plaie avait envahi une grande partie du membre supérieur. On conseilla, à l'hôpital Saint-Louis, de la fermer avec une pommade dessiccative ; elle se réduisit de beaucoup, en effet ; mais le jeune malade, très gai auparavant, devint morose, offrit souvent de la somnolence, éprouva de la faiblesse dans les jambes, et sa vue subit un grand trouble accompagné de perception de mouches.

Par une application de sangsues au fondement, par des pédiluves, par des cataplasmes sinapisés aux membres inférieurs, par des fomentations réfrigérantes, par des frictions entre les épaules avec la pommade stibiée, par la reconstitution du vésicatoire et par quelques minoratifs, nous eûmes la satisfaction de guérir cet enfant, à un point tel, que, le 25 août, il lisait sans efforts, tandis qu'auparavant il ne pouvait distinguer les lettres.

J'ai observé l'amaurose après la suppression, dirigée sans ménagement, d'éruptions au cuir chevelu.

(1) L. Colin, *De l'amaurose*. Strasbourg, 1852.

Observation V. — Marie Duché, âgée de neuf ans, fut amenée à ma consultation le 16 décembre 1856. Elle se plaignait de voir tous les objets couverts d'un voile obscur. La mère me dit que la tête de sa fille avait été, depuis longtemps, le siége d'une gourme confluente qui avait disparu depuis un mois. Je prescrivis, entre autres moyens, des frictions, souvent répétées, sur le cuir chevelu, avec une pommade composée de beurre, de pommade de garou et d'huile de croton.

Le 18 du même mois, le docteur Dupré de la Tour, qui exerce avec distinction à Valence (Drôme), et plusieurs autres médecins constatèrent que Marie lisait les plus petits caractères. La tête offrait, en plusieurs points, une suppuration abondante. Le 20, l'enfant put enfiler une aiguille fine.

J'ai relaté, en 1846, dans le *Bulletin général de thérapeutique*, le fait d'une jeune fille qui devint aveugle par suite de la brusque suppression de poux à la tête. La reconstitution de ces parasites au cuir chevelu et les frictions stibiées sur cette même région furent, bien certainement, de tous les moyens que j'employai ceux qui agirent le plus efficacement pour rétablir la vue.

Je connais un homme qui, à l'âge de trente-six ans, était atteint, depuis plusieurs mois, d'un assez haut degré d'amblyopie, quand survint, chez lui, une affection de la peau accompagnée de démangeaisons vives. L'amblyopie disparut alors et plus tard ne se manifesta plus après la guérison de la maladie cutanée, sous l'influence des pilules de proto-iodure de mercure et des bains de vapeurs.

Dans le cortége étiologique de l'amaurose, j'ai fréquemment signalé la cessation plus ou moins brusque de la sueur des pieds, condition beaucoup plus répandue qu'on ne le croit généralement. Cette suppression s'établit tantôt sans cause appréciable, tantôt par l'application de topiques astringents mis en usage dans le but d'éloigner une incommodité dégoûtante, de guérir des engelures ; tantôt enfin, et le plus souvent, par le refroidissement des pieds : pédiluves froids, marche sur les dalles, sur les carreaux, les pieds nus. Parmi les moyens les plus propres à la rappeler, nous citerons les bas ou les chaussons de laine, extérieurement recouverts de chaussons de taffetas gommé. Il importe, d'après le docteur Mondière, de ne point appliquer ceux-ci à nu sur la peau, la sensation de froid qu'occasionne le contact du taffetas gommé avec le tégument cutané étant plus susceptible de chasser la sueur que de la rappeler. Il est souvent utile de faire saupoudrer la partie intérieure des bas ou des chaussons de laine de quelques pincées d'un mélange de chaux et de chlorhydrate d'ammoniaque. Les bains de sable chaud ont réussi dans des cas où d'autres agents s'étaient montrés inefficaces.

Le fait suivant est relaté dans le travail, déjà cité, du docteur Clavé.

Observation VI. — Un charpentier vint au dispensaire de M. le docteur Deval, le 12 août 1851. Quinze jours auparavant, la vue s'était abolie tout à coup, au point que les plus gros objets étaient à peine perçus. Un médecin l'avait fait saigner et purger. Le malade accuse des maux de tête, des bourdonnements d'oreille ; il dit apercevoir des points étincelants. Quand il regarde une bougie allumée, la flamme lui paraît déchirée. Il raconte que, depuis l'âge de quinze ou seize ans, il était sujet à une transpiration des pieds très abondante, et que, voulant se délivrer de cette infirmité, il avait pris un jour des pédiluves froids et prolongés. Dès le lendemain, sa vue était troublée. Le traitement était tout indiqué.

Au mois de novembre, il n'y a plus de maux de tête, plus d'étincelles ; la flamme d'une bougie est naturelle ; et, tandis que, peu de mois auparavant, le consultant ne pouvait, à six pas, distinguer un homme, il se livre maintenant à ses occupations et peut lire, même le soir. Il nous répète qu'il doit sa guérison au retour de la sueur des extrémités inférieures.

Observation VII. — L...., âgé de quarante-cinq ans, atteint d'une double amaurose, se présenta à mes consultations cliniques le 22 novembre 1851.

Le trouble des perceptions visuelles était accompagné, chez lui, de quelques phénomènes dignes d'être notés. L'œil gauche distinguait les objets avec des dimensions plus volumineuses que celles dont ils étaient pourvus en réalité. L'œil droit apercevait une plaque noire qui se plaçait sur les corps que regardait le malade.

« Lorsque je suis allé vous consulter pour la première fois, dit L...... lui-même, dans une note qu'il rédigea sur mon invitation et qu'il me remit l'une des dernières fois que je le vis, j'éprouvais une grande difficulté à écrire. Je voyais à peine les lettres que je formais, et, si l'une d'elles était manquée, il m'était impossible de la terminer : le trait que j'ajoutais se trouvait toujours à côté. Le soir, au lieu d'une chandelle, j'en voyais trois, collées les unes sur les autres en bas, et dont les flammes se séparaient ensuite parfaitement. Dans les rues, chaque bec de gaz formait soleil. L'éloignement en augmentait le diamètre, de telle sorte qu'à une certaine distance, tous ces soleils se réunissaient et formaient un embrasement général. Au milieu de chaque soleil, il y avait une tache noire, qui grandissait aussi par l'éloignement. La plus proche avait les dimensions du fond d'un chapeau. » L....... ajoute qu'il était en proie à une fatigue survenant avec rapidité dès qu'il tentait de se livrer à quelque travail exigeant des efforts de vision. Quand il écrivait, il voyait deux plumes au lieu d'une. Voulait-il ranger des chiffres sur une colonne, il ne pouvait y arriver : il les plaçait les uns d'un côté, les autres de l'autre.

D'autres accidents, plus incommodes encore, tourmentaient ce malheureux malade. Un coryza chronique, dont il était affligé, entraînait souvent un tel écoulement d'une mucosité filante, qu'il avait imaginé, pour ne pas salir le papier sur lequel il écrivait, d'adapter à son nez un cornet de papier destiné à recevoir le mucus. De plus, il était en proie à un asthme violent, dont les accès se renouvelaient toutes les nuits ; il ne trouvait contre eux quelque soulagement qu'en fumant, dans une pipe de terre ordinaire, un mélange de parties égales de feuilles de sauge, de stramoine et de belladone. Une pipe suffisait habituellement ; deux ou trois pipes étaient quelquefois nécessaires.

En recherchant minutieusement les conditions qui avaient pu engendrer de tels désordres, je demeurai convaincu qu'ils avaient pour source la suppression d'une sueur des pieds, à laquelle L...... avait été sujet depuis son jeune âge. Cette sueur était abondante et continuelle ; dès qu'elle disparut, il y avait quelques années déjà, elle fut remplacée par des transpirations copieuses au cuir chevelu. Les cheveux tombèrent en partie ; ceux qui restèrent devinrent étiolés et maigres. Des phénomènes amaurotiques surgirent presque en même temps ; ils arrivèrent peu à peu au développement déjà signalé. Le coryza, l'asthme, dataient également de cette époque.

Il serait trop long de relater toutes les phases d'une médication compliquée et qui dura plus d'une année ; car c'est à la fin de novembre 1852 que L..... se présenta pour la dernière fois à mes consultations. Tout en ayant recours aux mercuriaux, aux dérivatifs intestinaux et cutanés, et, plus tard, aux agents que l'expérience a démontrés les plus efficaces contre les amauroses torpides, je m'efforçai d'entretenir la transpiration des pieds, qui, ayant déjà commencé à reparaître dans les premiers jours de décembre 1851, se constitua dans les conditions qu'elle avait présentées jadis. Le coryza fut le symptôme qui s'amenda en premier lieu ; peu de temps suffit pour sa disparition complète. L'asthme diminua à un point tel, que les pipes devinrent bientôt inutiles, sauf dans quelques circonstances assez rares, et que le malade finit par monter les escaliers sans essoufflement. Les phénomènes amaurotiques eurent le même sort. L...... annonçait déjà, à la consultation du 15 avril 1852, que la flamme d'une bougie, jadis séparée, lui paraissait unique et homogène ; que les becs de gaz lui semblaient disposés dans leur état normal. Sa vue s'améliora graduellement ; le malade parvint à lire et à écrire avec facilité, et il prit du service dans les bureaux d'une administration de voitures publiques.

Je me plais à citer, parmi les médecins qui ont suivi le traitement, le docteur Teillard, ancien membre de l'Assemblée nationale.

Le trouble que la chlorose apporte dans presque toutes les fonctions organiques se révèle dans l'appareil de la vision sous forme d'une variété amaurotique à allure tantôt congestive et tantôt torpide. Vainement tenterait-on d'en triompher sans l'intervention des antichlorotiques. Ajoutons que, non traitée à temps par les remèdes opportuns, cette amaurose peut à la longue devenir organique et résister aux ressources de l'art. Ainsi s'explique la persistance de la cécité chez quelques malades, même après la guérison de l'affection générale.

On lit dans la thèse, *Sur l'amaurose*, du docteur Marchal (Paris, 1850) :

Observation VIII. — Mademoiselle Virginie, âgée de vingt ans, femme de chambre chez l'un des plus célèbres homœopathes de Paris, était affectée depuis deux ans d'un trouble considérable de la vue. Elle se présenta, le 16 juillet 1849, aux consultations cliniques de M. Deval.

Inhabile à se livrer à des travaux de couture, elle était souvent tourmentée par des étincelles et des mouches ; de la diplopie survenait de temps à autre. Les phénomènes chlorotiques étaient très manifestes chez cette jeune fille. Ses règles étaient irrégulières, peu abondantes ; le sang était pâle et pauvre ; elle avait, en outre, des migraines, de la gastralgie, de l'essoufflement, des palpitations de cœur, de la leucorrhée et des appétits bizarres : il lui arrivait parfois de boire du vinaigre. On constatait aussi un bruit de souffle continu très marqué dans les vaisseaux carotidiens. Elle avait été saignée plusieurs fois, ce qui l'avait momentanément soulagée ; mais les symptômes amaurotiques avaient ensuite augmenté d'intensité.

L'idée d'une amaurose chlorotique dut dominer la médication. M. Deval ordonna des pilules ferrugineuses, un régime tonique, des lotions froides sur les yeux et les parties voisines, et la suspension complète de tout travail assidu.

Après avoir relaté les différentes phases de ce traitement, l'auteur ajoute : « Le » 8 février 1850, la malade est bien réglée, le teint est coloré ; il n'y a plus de souffle » dans les vaisseaux du cou ; la vue est très bonne, bien que disposée à se troubler » par un travail assidu. On cesse l'usage des préparations ferrugineuses. »

Les bains de vapeurs, simples ou aromatiques, que je fais prendre, autant que possible, à domicile, pour éviter le refroidissement, se sont montrés fort efficaces contre l'amaurose rhumatismale. Je les ordonne le soir, au moment du coucher ; la chaleur du lit entretient ainsi vers la peau, après leur administration, un mouvement salutaire. Le docteur Bretonneau, ayant à traiter un strabisme récent de cause rhumatique, prescrivit avec succès des fumigations, au lit, avec une infusion de fleurs de sureau. Dans une observation dont m'a fait part le docteur Teillard, il s'agit d'un pâtre des Pyrénées qui, sous l'influence d'une pluie froide, sentit sa vue s'affaiblir, puis s'abolir tout à fait. Il était aveugle, quand il prit des bains de vapeurs dans un établissement thermal. Au bout de quinze jours, il était guéri. Les bains sulfureux ne seront pas oubliés dans les cas de ce genre. J'ai observé, à Naples, des sujets qu'on avait amenés perclus de rhumatismes, et qui guérissaient miraculeusement par l'effet des eaux thermales, si puissantes et si abondantes aux environs de cette ville. Un grand nombre de mes malades atteints d'amaurose rhumatismale ont accusé un vif sentiment de froid à la tête. J'ai constaté souvent chez eux l'utilité d'une calotte de flanelle garnie extérieurement d'un bonnet de taffetas gommé.

Aux ulcères, aux éruptions cutanées que le virus syphilitique produit, aux engorgements glandulaires qu'il cause dans les régions inguinale et cervicale, aux tuméfactions et aux douleurs qui peuvent en être les conséquences du côté des os, il est aisé de reconnaître qu'il est très probablement constitué par un principe matériel qui s'infiltre dans les détails les plus minutieux de l'économie. Rien d'étonnant, dès lors, que l'amaurose syphilitique dont nous avons observé des cas très nombreux soit loin d'être rare. Bien que la variété morbide dont il est question ici, s'accompagne souvent des phénomènes assignés à la catégorie des accidents secondaires de la syphilis, l'observation démontre que c'est dans la période des accidents tertiaires qu'elle doit plutôt trouver place. Je l'ai vue compliquée de surdité. Elle attaque presque toujours les deux yeux, tantôt en même temps, tantôt successivement. Le mal est quelquefois à l'état d'amaurose complète d'un côté et d'amblyopie de l'autre.

Observation IX (extraite de la thèse du docteur Marchal). — Madame T... a contracté, il y a cinq ans, une affection syphilitique. A l'époque où elle se présenta au dispensaire de M. le docteur Deval, la vue était entièrement abolie à gauche ; elle était très trouble à l'œil droit. Cette amaurose datait de deux années. On avait inutilement employé contre elle des emplâtres-vésicatoires de Janin, derrière les oreilles et sur le front, des frictions avec l'onguent napolitain et la teinture de strychnine sur la même région, et, à l'intérieur, la solution de chlorure de barium, des pilules de sublimé et des tisanes sudorifiques.

Le 28 décembre 1847, premier jour où nous la vîmes, elle éprouvait fréquemment des maux de gorge et des douleurs dans les membres, s'exaspérant par la chaleur du lit ; un ulcère, fournissant un suintement sanieux, existait à l'un des mamelons. Elle avait eu des pustules sur la peau. M. Deval ordonna la tisane de Feltz, l'iodure de potassium et des pilules de perchlorure d'or et de sodium, médication dont plusieurs faits très concluants lui avaient démontré la valeur dans les symptômes tertiaires de la syphilis.

Le 6 janvier, état stationnaire. Le 24, mieux ; l'œil gauche commence à voir. (Continuer le traitement ; tous les cinq jours, un bain de vapeur.)

Le 19 février, vue bonne à droite, et assez bonne à gauche pour que la malade puisse reconnaître une personne et tous les grands objets. L'ulcère du sein est cicatrisé ; les douleurs ostéocopes ont disparu. Le traitement a été suivi quarante jours. A cette époque, il fut suspendu, sauf les bains de vapeur, qui furent encore continués quelque temps.

J'ai vu la malade, pour la dernière fois, le 5 mai 1848. Elle distinguait de l'œil gauche une épingle, et travaillait à la couture.

Observation X. — En entrant, pour la première fois, dans la salle de mes consultations, le 2 mars 1850, G...., âgé de cinquante-deux ans, heurtait de son bâton les corps dont il approchait, et offrait l'attitude des amaurotiques. Comme ce malheureux ne pouvait plus se livrer à son état de tailleur de pierre, ses ressources étaient épuisées, et il était réduit à la misère. Il avait fait un séjour de quelques semaines à l'hôpital de la Pitié, d'où il était sorti avec un certificat d'incurabilité : tous les moyens, sangsues aux oreilles, vésicatoires sur le front, etc., s'étaient, chez lui, montrés stériles.

L'œil gauche était malade depuis trois années, l'œil droit depuis un an seulement. M. le docteur Willems, que je priai d'explorer avec attention la vue de cet homme, constata qu'elle était radicalement abolie à gauche, et très vague à droite. L'amaurose présentait quelques-uns des caractères du type congestif : photopsie, céphalalgies fréquentes. « Je suis quelquefois comme ivre, dit le malade, et je chancelle. »

Dans ce cas encore, la cause des désordres visuels avait passé inaperçue ; je la trouvai dans deux infections contractées en 1825 et en 1830. Des douleurs se faisaient souvent sentir aux membres; une énorme plaque de couleur cuivrée, à la jambe droite, dissipa tous les doutes : le docteur Taillefer, praticien distingué, y vit le résultat de tubercules qui avaient suppuré. J'ordonnai l'onguent napolitain en onctions sur le front, et, à l'intérieur, les pilules de sublimé et l'iodure de potassium, avec la tisane de douce-amère. G.... quitta bientôt son bâton, et, plus tard, reprit son travail. Il me dit, le 4 juillet suivant, qu'il sciait la pierre en plein soleil, sans fatigue.

Chez une femme aveugle depuis plus d'une année, que j'ai traitée, en 1856, à mes consultations cliniques, j'ai vu la liqueur de Van-Swieten et les pilules de Sédillot triompher d'une amaurose contre laquelle l'iodure de potassium s'était montré inefficace. Le traitement de Zittmann, que Biet a employé avec tant de succès, et le sirop de salsepareille, associé à l'iodure de potassium et au bi-iodure de mercure, m'ont également rendu des services signalés.

La présence des vers dans le tube digestif est susceptible d'engendrer une amaurose, le plus souvent incomplète, mais parfois complète. Chez un enfant, soigné par Wardrop, et qui était à la fois affligé de goutte-sereine et de surdité, ces symptômes se dissipèrent après l'expulsion de vers. L'élément vermineux domine la pathologie de l'enfance. Aussi, est-ce chez les jeunes sujets, atteints d'amaurose non congénitale, qu'il faudra surtout songer à l'existence des vers dans le tube digestif, comme cause possible du trouble de la faculté visuelle, trouble qui a quelquefois ici une invasion brusque. Il y aura lieu de soupçonner cette condition étiologique, si le malade a le teint décoloré, jaunâtre, la figure bouffie, les yeux ternes, les paupières inférieures cernées par un demi-cercle plombé; s'il a plus de salive que d'habitude, et si l'on trouve, le matin, sur son oreiller, ce fluide quelquefois écumeux; si le ventre est gonflé et l'haleine fétide; s'il y a du prurit au nez, à la gorge, au fondement, et surtout si le malade a déjà rendu des vers. Demandez si le sommeil est inquiet et interrompu par des rêvasseries; si l'enfant est en proie à des claquements ou à des grincements de dents, phénomène noté par des pathologistes modernes, et, depuis longtemps, par Avicenne : *Accidit habentibus vermes stridor dentium. præcipuè nocte.* L'un de mes anciens aides, le docteur Hubsch, que j'ai trouvé fort habile à diagnostiquer les affections vermineuses, après les avoir observées à Naples en grand nombre, a insisté sur les conditions que peut présenter la langue dans cette circonstance. Elle offre, assez souvent, un enduit blanchâtre parsemé de points rouges. Les uns ont la grosseur d'une tête d'épingle, les autres sont plus petits; il en est qui sont réunis en groupe, de manière à former des plaques rouges qui se dessinent sur un fond blanc. Plus confluents vers les bords et l'extrémité de la langue, ils sont constitués par l'érection de ses papilles, sous l'influence de l'irritation dont elles deviennent le siége. Parfois, comme dans la chlorose, comme dans la syphilis, un ou deux symptômes mettent seuls sur la voie d'une cause si souvent méconnue des désordres morbides.

Observation XI. — Marie Picard, âgée de sept ans, fut conduite à mes consultations cliniques, le 11 septembre 1856. Cette enfant, d'un tempérament lymphatique, et qui fut affligée d'ophthalmies graves, dans les premières années de sa vie, porte, non loin de la circonférence de la cornée droite, un leucome qui adhère à l'iris et vers lequel la pupille est entraînée; toutefois, l'ouverture pupillaire, qui n'est pas plus dilatée que d'habitude, permet aux rayons lumineux de pénétrer au fond de l'œil. Le globe gauche est sain.

Au rapport de sa mère, Marie jouissait de la faculté de distinguer, de l'œil droit, tous les objets, quand on constata que cette faculté y était radicalement abolie. L'enfant était borgne depuis huit jours.

Je présentai à l'œil droit plusieurs objets, son congénère étant bouché : aucun d'eux ne fut aperçu. Tous, au contraire, furent annoncés sans hésitation quand cessait l'occlusion de l'œil sain.

Interrogeant minutieusement la mère sur les causes possibles de la maladie pour laquelle on demandait mes conseils, je ne trouvai dans ses réponses aucune donnée capable de m'éclairer. Une allégation seule me frappa. Depuis quelque temps, l'enfant était fort agitée pendant la nuit ; elle se réveillait souvent en sursaut, poussait des cris et versait des larmes. Bien qu'il n'y eût ici aucun autre signe d'une affection vermineuse et que l'enfant n'eût jamais rendu de vers, je prescrivis, à titre d'essai, de prendre, soir et matin, pendant trois jours, un paquet d'une poudre composée de semen-contra, de jalap et de calomel.

La jeune malade ayant été ramenée le 18 septembre, la mère, ravie de joie, m'annonça que le premier paquet des poudres vermifuges avait été donné dans la soirée du 11, et qu'à la suite de l'administration du second paquet, le lendemain matin, une grande quantité d'ascarides lombricoïdes fut expulsée par les selles. La vue de l'œil droit fut explorée dans la soirée du même jour ; elle était rétablie.

C'est également ce que j'eus la satisfaction de vérifier moi-même, en présence des docteurs Jean, Guyomar, et de plusieurs autres médecins, qui avaient examiné la malade dans la séance du 11. L'enfant vit de l'œil droit une épingle fine et d'autres objets minutieux. J'engageai la mère à continuer, de temps à autre, l'emploi des vermifuges.

C'est dans le cadre des amauroses ganglionnaires ou du grand sympathique, qu'on a placé la goutte-sereine déterminée par la présence des vers dans les voies de la digestion ; c'est en effet, l'irritation du système nerveux abdominal, sous l'influence de la titillation continuelle occasionnée par ces parasites, qui en constitue le point de départ. Il me paraît toutefois hors de doute que le trouble des fonctions visuelles s'établit surtout par la souffrance du cerveau, qui vient participer aux désordres abdominaux, d'où des effets pathologiques divers : la céphalalgie, le strabisme, des accès épileptiformes, des accidents parfois qui peuvent devenir mortels. Mais comment se fait-il que la même cause n'entraîne pas toujours les mêmes conséquences, et que l'amaurose apparaisse si rarement dans cette circonstance, tandis qu'il est si commun, notamment chez les enfants, de rencontrer des quantités énormes de vers qui suscitent à peine quelques dérangements à la santé ? Comme pour bien des choses en médecine, l'interprétation de ce phénomène se perd dans les secrets de la vie. Il paraît probable, d'après le docteur Duval (d'Argentan), que, pour donner lieu à la forme amaurotique qui nous occupe, les vers doivent être agglomérés sur un point particulier, et non encore déterminé, du tube digestif, de telle sorte que se trouvant, par exemple, dans la région inférieure des intestins, ils ne produiraient aucune réaction vers les yeux et le cerveau, tandis que, fortuitement placés dans la partie supérieure, ils entraîneraient l'amaurose. Nous ajouterons que, dans la pensée des docteurs Roche et Sanson, les convulsions et les autres désordres sérieux que les vers sont susceptibles d'engendrer, ne surgissent que quand ils ont fait irruption dans la cavité de l'estomac.

Tous les éléments de la médication anthelminthique sont applicables à cette variété amaurotique. Il importe d'y recourir aussitôt que possible ; car, à la longue, les parties nerveuses, chargées de percevoir la lumière, peuvent s'altérer sans remède, de telle sorte que l'éloignement de la cause morbifique ne suffit plus pour ramener la vue à ses conditions normales. Une jeune fille, aveugle depuis trois années, à qui Weller fit rendre une bonne quantité de lombrics, d'un énorme volume, récupéra, au bout d'une semaine, assez de vue pour distinguer les dimensions des objets. Bien que les moyens les plus convenables eussent été continués avec persévérance, ils ne réussirent à amener aucun amendement ultérieur.

Telles sont quelques données thérapeutiques que fournissent les causes auxquelles peut être attribuée l'amaurose. Mais il en est bien d'autres encore que nous sommes forcé de passer sous silence. Le lecteur les trouvera longuement développées dans notre *Traité de l'amaurose.*

CONCLUSION.

Le but que nous nous sommes proposé dans ce travail est de démontrer que l'amaurose est plus souvent qu'on ne le pense généralement dans les limites des ressources de notre art.

De ce que les rares expédients banalement employés contre cette affection n'ont pas été couronnés de succès chez un malade, faut-il toujours en conclure que la science doive rester muette et n'ait plus qu'à confesser son impuissance? Je le croyais autrefois; l'expérience m'a démontré le contraire, et les faits consignés dans ce mémoire en fournissent la preuve irrécusable. Tout récemment encore (décembre 1856), j'ai présenté aux médecins qui me font l'honneur d'assister à mes conférences cliniques, Tourfaut, de Boulogne (Seine), radicalement aveugle en janvier 1853, et que j'ai soumis à un long traitement pour la double amaurose dont il était affligé. Cet homme a recouvré la vue et se livre aujourd'hui sans efforts aux travaux de la profession d'ébéniste.

L'oculiste exclusif qui ne voit dans l'œil qu'un être isolé dans l'économie, qu'un anneau détaché de la chaîne organique, échouera presque toujours dans le diagnostic précis de l'amaurose et dans le traitement le mieux approprié à ses indications. De toutes les affections, en effet, dont se compose le domaine de l'ophthalmologie, la goutte-sereine est celle qui exige les connaissances les plus étendues sur la pathologie et sur la thérapeutique générales.

ARTICLE II.

CATARACTE.

La lentille oculaire (cristallin et sac capsulaire qui le contient) jouit-elle de sa transparence normale, elle se laisse librement traverser par les rayons lumineux qu'elle fait converger vers la rétine. Est-elle devenue opaque, elle les intercepte plus ou moins; il y a *cataracte*.

Cette affection peut surgir à toutes les époques de la vie. Elle se manifeste le plus habituellement après l'âge de quarante-cinq ou cinquante ans. Elle est parfois congénitale et même héréditaire.

Dans la cataracte incomplète, les objets paraissent au malade couverts d'une gaze, d'une fumée blanchâtre; leurs contours les plus fins lui échappent; leurs couleurs sont émoussées. Ils sont ordinairement mieux aperçus à un demi-jour, et le soir, par suite de la dilatation de la pupille qui permet aux rayons de lumière de traverser la lentille dans des régions où l'obstacle offre le moins d'épaisseur. Dans la cataracte complète, au contraire, et dans les conditions les plus habituelles, le sujet ne peut que distinguer le jour de la nuit et n'apercevoir que l'ombre de la main qu'on agite à une petite distance devant lui. Il cherche les localités obscures, fronce le sourcil au grand jour, et marche la tête baissée et le long des murs. Au début, la flamme d'une bougie paraît entourée d'une auréole nuageuse ; à un haut degré de l'opacité, le malade n'est plus en état de distinguer cette flamme; il ne peut qu'apprécier s'il en est éloigné ou rapproché.

Ce n'est point ici le lieu d'entrer dans des développements sur les conditions, d'une nature si variée, que les cataractes sont susceptibles d'offrir : cataracte lenticulaire, capsulaire ou capsulo-lenticulaire, suivant que le cristallin, son enveloppe ou les deux à la fois, sont atteints, etc. Les opérateurs devront se souvenir qu'une cataracte très molle et gonflée peut boucher hermétiquement l'ouverture pupillaire, provoquer la dilatation de celle-ci et s'accompagner d'une absence complète de toute sensibilité à la lumière. Un vieux seigneur que cite Pellier, était affligé depuis vingt ans de deux cataractes de ce genre. Comme les pupilles étaient dilatées et immobiles, Pellier soupçonna une complication de goutte-sereine et regarda la guérison comme douteuse. Les deux yeux ayant été opérés par extraction, la vue ne se rétablit pas. Tout espoir semblait perdu, quand, au bout de quelques semaines, la faculté visuelle revint; elle fit de tels progrès, que le malade finit par lire les caractères les plus fins avec des lunettes à cataracte. Le long laps de temps pendant lequel la rétine avait été plongée dans les ténèbres explique ici pourquoi cette membrane n'a été apte à percevoir la lumière qu'après s'y être graduellement habituée. La cataracte dite *noire* rentre dans la catégorie des cataractes dures. Elle est fort rare : tous les oculistes ont rencontré des cataractes très foncées, d'un gris d'acier, d'un brun rougeâtre, etc.; il en est peu qui aient observé des yeux dont la pupille fût parfaitement noire, et qui cependant étaient atteints de cataracte. Les chirurgiens les plus distingués de la Grande-Bretagne avaient diagnostiqué une amaurose au-dessus des ressources de l'art dans l'œil droit du duc de Cumberland, dont l'œil gauche était perdu depuis un grand nombre d'années. Le prince se rendit à Berlin et visita Graefe, qui crut reconnaître une cataracte noire. Quelques stries blanchâtres qu'il découvrit sur les bords de la lentille, après l'instillation d'une solution d'extrait de belladone, contribuèrent à corroborer ce diagnostic. L'extraction fut pratiquée et couronnée d'une réussite complète.

Gardez-vous de prendre pour une cataracte la teinte nébuleuse profonde qu'on rencontre dans les yeux de beaucoup de gens âgés, décoloration nullement morbide, et que Beer et d'autres auteurs attribuent à une diminution dans la sécrétion et à une altération dans la qualité du pigment choroïdien. Quand les cheveux blanchissent, dit Blumenbach, l'enduit de la choroïde perd beaucoup de sa teinte foncée. J'ai été consulté par un ancien chef de division de l'un de nos ministères, dont la vue avait subi un léger trouble, et qui se condamnait à un repos absolu des yeux pour ne pas hâter la maturité de prétendues cataractes dont l'existence avait été constatée par son médecin. Or, je ne découvris qu'un peu de conjonctivite et d'amblyopie qui cédèrent aisément à un traitement fort simple. Certains obscurcissements amaurotiques du fond des globes ne devront pas être confondus non plus avec des cataractes.

Traitement médical.

On a beaucoup agité la question de savoir si l'on pouvait guérir la cataracte sans une opération chirurgicale; on a préconisé l'aconit, la ciguë, la pulsatille, l'euphraise, etc. *Incipientes cataractas mercurius solvit*, dit Boerhaave. Le docteur Pugliatti (de Messine), homme instruit et jouissant de l'estime générale, prétend s'être parfaitement trouvé des vésications fronto-temporales avec la pommade ammoniacale, et de l'administration de l'iodure de potassium à l'intérieur. Parmi quelques observations de M. Garcia Lopez, partisan de cette médication, nous signalerons le fait d'une femme d'une quarantaine d'années, atteinte de deux cataractes incomplètes développées depuis un an, et qui ne lui permettaient que de distinguer les corps d'un gros volume. Au bout de sept mois, l'opacité disparut, à part un point central, et la malade put coudre et vaquer aux occupations domestiques. Chez une autre femme âgée de cinquante ans, une cataracte gauche en voie de formation depuis une année, se dissipa presque totalement en six mois, tandis qu'une cataracte plus ancienne à l'œil droit ne subit aucune modification. Un moyen d'une grande valeur, ajoute l'auteur qui relate ces faits (*Bulletin de thérapeutique*, t. XLVI), est une pommade iodurée que l'on fait fondre à la surface de la conjonctive; il affirme avoir donné des soins à une dame qui, par l'usage exclusif de cet expédient, guérit d'une cataracte double. Le docteur Rau (de Berne) dit avoir observé que l'emploi prolongé de l'iodure de potassium était apte à dissiper l'opacité commençante du cristallin; il reconnaît à l'administration interne et externe de ce médicament des avantages réels, même dans les cataractes traumatiques. Un jeune oculiste fort exercé, le docteur Ceccarini, me racontait qu'un étudiant en médecine allemand, atteint d'une cataracte lenticulaire peu avancée, fut traité par un professeur de notre école à l'aide de collyres iodurés, de frictions de même nature sur le front, et de l'iodure de potassium à l'intérieur. Deux mois après, les stries avaient disparu, et le cristallin jouissait de sa transparence normale. M. Ceccarini, qui connaît le malade, a constaté ces phénomènes et avant et après le traitement.

En présence des faits qui viennent d'être relatés, seraient-ils même exagérés, je l'accorde, je ne crois pas qu'il faille abandonner au charlatanisme les malheureux affectés d'une cataracte à ses débuts. Faut-il donc leur dire : *Il n'y a chez vous qu'une seule ressource, c'est que vous deveniez aveugle; nous aviserons ensuite.* La question, d'ailleurs, de la véritable nature, de l'essence intime des opacités lenticulaires, a-t-elle été jugée sans appel? Ne peuvent-elles pas varier dans les différentes phases de leur formation? Ces opacités sont-elles identiques chez tous les malades? Qu'y aurait-il de surprenant qu'un trouble léger du cristallin cédât à des moyens thérapeutiques, quand nous voyons ces derniers triompher de produits plastiques accumulés dans la pupille, et de taies parfois fort étendues de la cornée. J'ai interrogé, sur ce point de doctrine, les lumières de M. Mialhe, fort compétent, comme on le sait, dans toutes les questions de ce genre. Cet observateur, qui considère la cataracte un peu avancée comme le résultat de la coagulation de l'albumine lenticulaire, se demande si, dans le principe, l'opacité ne serait pas due à un défaut d'alcalinité du cristallin. Traitez, m'a-t-il dit, cet organe par un acide faible qui ne coagule pas l'albumine, comme l'acide acétique étendu; ce dernier s'emparera des matériaux alcalins du cristallin qui deviendra opaque. Faisons remarquer, à ce sujet, que le docteur Mialhe attribue la transparence des humeurs de l'œil aux alcalis qu'elles contiennent. Partant de là, a-t-il ajouté, ne conviendrait-il pas de combattre les cataractes commençantes par un alcali : l'ammoniaque liquide en vaporisations vers l'œil ou le collyre de Leayson (1)? Le gaz ammoniacal pénétrera à travers les pores de la cornée pour aller dans les chambres oculaires se combiner avec l'humeur aqueuse. Quelle que soit la valeur de cette théorie, on peut admettre que l'influence du remède est apte à solliciter dans les parties opaques un mouvement qui facilite l'action des autres moyens dont on invoque simultanément le secours.

Lors donc que je suis consulté par un malade dans les conditions précédemment signalées, et que la cataracte, ce qui arrive presque toujours, est exempte de complications congestives, je prescris une médication qui se compose le plus habituellement de vaporisations ammoniacales graduées et de résolutifs, prrmi lesquels je place au premier rang les iodiques. Je renonce au traitement s'il a échoué après un laps de temps raisonnable ; je l'abandonne, à plus forte raison, si les progrès de l'opacité continuent.

Parmi les malades qui ont eu à se louer de ces essais, j'ai déjà cité l'exemple d'une jeune fille qui, à l'époque où elle me consulta pour la première fois à mon dispensaire (juin 1853), me parut atteinte d'une cataracte incomplète au globe droit; je dilatai la pupille à l'aide d'une solution concentrée d'extrait de belladone, afin de mieux assurer mon diagnostic. Il y avait dans le cristallin une opacité profonde sous forme d'une plaque striée centrale. La malade apercevait constamment une ombre devant l'œil droit, qui ne pouvait plus lui servir pour la couture; l'organe, d'ailleurs, se trouvait, quant à ses autres éléments, dans des conditions normales. Je prescrivis des vaporisations ammoniacales, l'onguent napolitain camphré, et plus tard des pommades iodurées en frictions sur le front. L'opacité s'évanouit au point de devenir à peu près imperceptible. Lors de la dernière consultation, en 1855, cette jeune fille jouissait, à l'œil droit, d'une vue assez parfaite pour pouvoir facilement enfiler une aiguille, et elle ne demandait plus pour cet organe aucun secours.

Les cataractes *fausses* sont constituées par des dépôts plastiques que l'inflammation a créés au-devant de l'appareil lenticulaire. Ces amas pupillaires, qui ont une grande analogie d'aspect avec les cataractes vraies, troublent la vue par le même mécanisme, et peuvent même engendrer la cécité. Bien que ces affections se montrent très fréquemment rebelles aux agents de l'art, il en est beaucoup dont il est possible de triompher; question d'ailleurs sur laquelle tous les oculistes sont d'accord. Boisnard, l'un des malades de mon dispensaire (2), qui, au début du traitement que je lui prescrivis, ne se livrait guère

(1) Le collyre gazeux de Leayson est un mélange, dans un flacon bouché à l'émeri, de sel ammoniac, de chaux éteinte, de canelle en poudre et d'huile essentielle de girofle.

(2) Rue Aumaire, 49.

qu'à quelques grossiers ouvrages, a recouvré au bout de six mois la faculté de lire et d'écrire, même le soir. L'honneur de cette cure doit être attribué au sublimé surtout, dont le malade a pris plus d'un gramme dans de l'eau gommée, et fractionné de telle sorte que ses voies digestives n'en ont jamais souffert. On n'oubliera pas, dans de telles circonstances, les instillations entre les paupières d'une solution concentrée d'extrait de belladone ou de sulfate d'atropine, afin de rompre, par la dilatation forcée de la pupille, les brides qui existent presque constamment entre l'iris et la capsule antérieure du cristallin.

Les ressources de la chirurgie sont seules puissantes quand une cataracte est arrivée à un assez haut degré de développement, et à plus forte raison quand elle est complète. Dans certains cas, il est vrai, des cataractes, parvenues même à leur maturité, se sont dissipées spontanément ou par suite d'une chute, d'un coup sur l'œil, etc. Mais jamais alors la lentille n'a recouvré sa diaphanéité; tantôt elle s'est déprimée au fond de l'œil, tantôt la capsule brisée a laissé le cristallin dans des conditions favorables à sa résolution.

Traitement chirurgical.

Éloigner du champ de la vision le corps opaque qui empêche les rayons lumineux d'aller frapper la rétine, tel est le but qu'on se propose d'atteindre dans l'opération de la cataracte. Trois moyens généraux y conduisent : l'*abaissement* ou la *dépression*, l'*extraction* et la *discision*. Dans l'abaissement, la cataracte est transportée de l'axe visuel dans la région inférieure de la cavité du bulbe. On la retire de l'œil, dans l'extraction, par une ouverture que l'on pratique à la face antérieure de l'organe. Dans la discision, on la morcelle, partiellement ou en totalité, pour l'abandonner à l'action dissolvante de l'humeur aqueuse et à l'absorption.

L'extraction et la discision peuvent être considérées avec juste raison comme les méthodes les plus radicales, puisque, par elles, on éloigne à jamais de l'œil l'obstacle morbide. Nous opérons généralement les gens âgés par extraction, les enfants et les adultes par discision. Chez les enfants, nous effectuons le broiement de la lentille entière ; elle est molle à cet âge et elle disparaît avec rapidité. Le jeune Arthur Lamy, par exemple (rue des Écouffes, n° 12), que nous avons opéré le 9 novembre 1854, distinguait les gros objets le 17 du même mois, et, le 15 décembre suivant, nous avons eu la satisfaction de constater une guérison parfaite. Chez les adultes, jusqu'à l'âge même de quarante à quarante-cinq ans, nous pratiquons fort souvent la *discision de la capsule*, excellent procédé qui nous a été enseigné à Vienne par le professeur Jæger, et que nous croyons avoir le premier importé en France, puisque, avant la publication de notre *Traité de chirurgie oculaire* (1), il n'était décrit dans aucun ouvrage classique et qu'aucun chirurgien n'y avait recours. Cet expédient, qui consiste à couper seulement en tous sens le feuillet antérieur de la capsule cristalline, est très peu vulnérant, car on ne traverse que la cornée avec un aiguille fine pour aller attaquer directement l'obstacle ; il fournit l'avantage

(1) Ch. Deval, *Chirurgie oculaire*, ou *Traité des opérations chirurgicales qui se pratiquent sur l'œil et ses annexes*; ouvrage contenant la pratique opératoire de Jæger et de Rosas, professeurs d'ophthalmologie à Vienne, d'après des documents recueillis par l'auteur aux cliniques de ces professeurs. Un vol. in-8 avec planches. Paris, 1844.

d'opérer les deux yeux avec la même main ; la cataracte, laissée en place, est absorbée peu à peu et sans secousses, tandis que dans le broiement proprement dit, les débris, simultanément en macération dans l'humeur aqueuse, donnent lieu souvent à des phénomènes d'étranglement et à des inflammations internes; l'opération, enfin, n'a-t-elle pas été couronnée de succès, peut être réitérée sans inconvénient. Nous substituons quelquefois à la discision de la capsule la *dilacération* de cette membrane, autre procédé dont nous avons également développé le manuel et les indications.

Depuis que nous avons adopté la pratique que nous venons de mentionner, nous avons obtenu des succès solides. Un habile oculiste, le docteur Desmarres, qui opère souvent aussi par extraction et par la discision de la capsule, paraît n'avoir eu qu'à s'en louer. L'abaissement ne vaut pas, à beaucoup près, les deux autres méthodes ; c'est toutefois une ressource précieuse, à laquelle on est fort heureux, dans quelques cas, de pouvoir recourir.

En juin 1852, j'opérai par abaissement, à l'hôtel de Lille et d'Albion (rue Saint-Honoré), l'œil gauche d'un négociant anglais âgé d'une soixantaine d'années. La cataracte obéit avec rapidité à la pression de l'aiguille ; tous les objets furent immédiatement aperçus. Visité le troisième jour qui suivit l'opération, le globe était frappé d'amaurose ; bien que la pupille fût nette et qu'il n'y eût qu'une inflammation modérée, la lumière n'était pas distinguée des ténèbres. Je prescrivis un traitement antiphlogistique, les purgatifs et quelques mercuriaux. Peu de jours après, le malade indiquait d'où venait le jour dans sa chambre à coucher; il distingua graduellement les couleurs et les objets; il sortait avec un abat-jour vingt-deux jours après l'opération : le succès de celle-ci était complet. Je trouve l'explication de ce fait dans les notes que j'ai recueillies à Vienne, en 1838, à la clinique du professeur Rosas. D'après cet oculiste, il arrive quelquefois qu'une cataracte, un peu trop profondément déprimée, ne gêne pas la rétine immédiatement après l'opération, d'où le libre jeu de cette membrane et la perception des objets extérieurs. Mais la lentille venant à se gonfler ensuite sous l'influence des liquides intra-oculaires, la rétine subit une pression d'où peut résulter une amaurose, incomplète ou complète, qui s'évanouit graduellement à mesure que la résolution amène la diminution de l'obstacle. Rosas ajoutait que le cas était généralement fâcheux quand la goutte-sereine se produisait pendant l'opération elle-même, cette circonstance dénotant que la membrane sensitive a été meurtrie, a subi, en un mot, une vulnération qui peut rester au-dessus des ressources de l'art. Bien que cette proposition puisse être juste en thèse générale, il ne faut pas l'admettre d'une manière absolue. Chez un aubergiste de Laqueue (près Saint-Maur), que j'opérai, il y a quelques années, avec le docteur Dupertuis, la faculté visuelle était éteinte après l'opération; quelques jours suffirent pour sa reconstitution, et cet homme a joui depuis lors d'une vue assez bonne pour se livrer à ses occupations habituelles.

Il est prudent de n'opérer la cataracte que lorsqu'elle est entièrement formée : d'abord, parce que certaines cataractes se développent sous l'influence d'un travail congestif dont l'exaspération pourrait diminuer les chances de réussite ; puis, si vous opérez pendant que la vision n'est pas encore éteinte, vous rendez, dans l'hypothèse d'un insuccès, un triste service à votre malade, qui voit moins après qu'avant l'opération, ou a perdu le peu de vue qui lui restait. Quelques circonstances pourraient engager le chirurgien à ne pas différer : s'il s'agissait, par exemple, d'un malheureux qui aurait un besoin urgent de bien voir pour gagner son pain.

Quand un œil est cataracté et l'autre sain, j'opère le plus habituellement l'organe malade, comme le font Jæger, Travers, etc. ; il finit par se fortifier beaucoup sous l'influence de l'exercice simultané des deux yeux. Lorsqu'un œil présente une cataracte mûre et son congénère une cataracte commençante, j'opère la cataracte mûre pour empêcher que le malade ne reste quelque temps entièrement privé de la vüe. Les deux globes sont-ils cataractés et dans les conditions voulues pour l'opération, je n'opère autant que possible qu'un œil à la fois. Telle est la pratique de Demours, de Scarpa, de Marc-Antoine Petit, de Carron du Villards, de Dupuytren, etc. D'après ce dernier, deux opérations doivent avoir des suites plus graves qu'une seule ; il arrive fréquemment, quand on s'adresse aux deux yeux le même jour, que l'un d'eux se charge de toute l'inflammation, qui peut y causer avec rapidité une désorganisation complète ; en n'attaquant le second œil que quand le premier est guéri, on a plus de chances de les conserver tous deux au malade.

On pensait autrefois que l'enfance contre-indiquait l'opération de la cataracte. Depuis Saunders surtout, la question a changé de face ; les oculistes sont aujourd'hui d'accord sur la nécessité d'opérer dès le début de la vie, pratique fort avantageuse tant sous le rapport du développement du sens visuel que sous le rapport de l'éducation.

Les mutations que l'opération a fait naître dans les milieux réfringents du bulbe donnent lieu à des modifications importantes dans les phénomènes visuels. Il résulte de la soustraction du cristallin que les rayons de lumière ne sont plus qu'imparfaitement réfractés : le sujet est devenu presbyte. Les myopes, toutes choses égales d'ailleurs, sont ceux qui gagnent le plus par l'opération. Les malades ont besoin qu'un verre convexe remplace, au dehors du globe, la lentille naturelle ravie à cet organe. L'un des préceptes les plus importants dans la prescription de ces appareils, c'est de ne les faire prendre au malade que tard, trois ou quatre mois, par exemple, après qu'il a été opéré et quand sa vue s'est déjà fortifiée par l'exercice. Si l'on y avait recours avant que l'œil fût remis de l'opération et bien habitué à la lumière dont il a été longtemps privé, ils causeraient à la rétine une surexcitation fâcheuse. J'ai donné des soins à un homme qui, en 1840, fut opéré de la cataracte par le docteur Lenoir. Le succès fut complet. Peu de temps après, il crut devoir s'adresser à un opticien, qui lui fournit des lunettes qui le séduisirent infiniment et qu'il s'empressa d'adopter. « Ma vue, me dit-il, était telle, que je pouvais ramasser à terre une épingle fine. » Elle ne tarda pas à s'altérer, et ce malheureux devint amaurotique.

FIN.

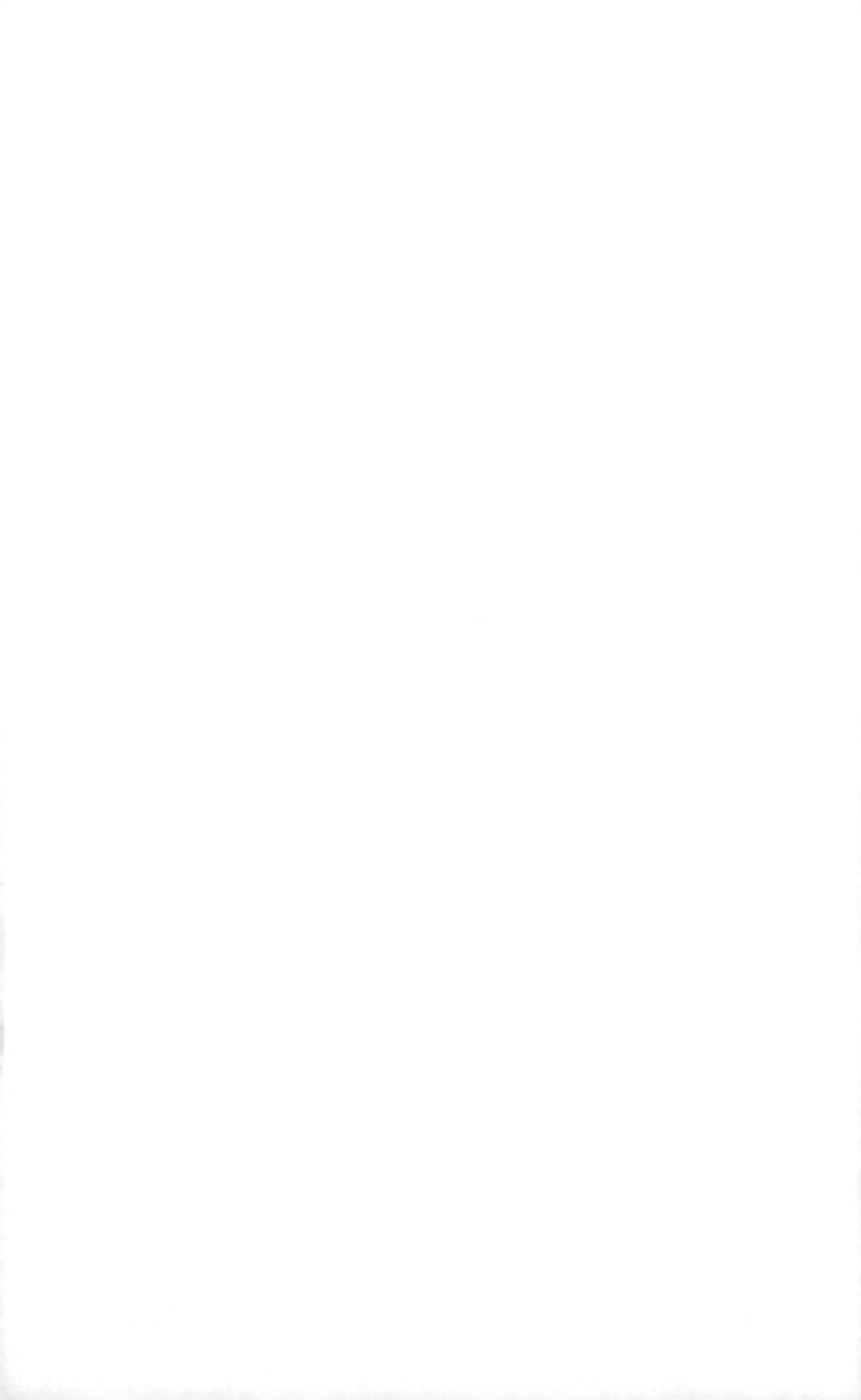

www.ingramcontent.com/pod-product-compliance
Ingram Content Group UK Ltd.
Pitfield, Milton Keynes, MK11 3LW, UK
UKHW020515230726
13925UKWH00005B/2167